DU FOIE

SES MALADIES, SES TROUBLES FONCTIONNELS

ET

TRAITEMENT DU DIABÈTE

PAR

LES EAUX DE VICHY.

DU FOIE

SES MALADIES, SES TROUBLES FONCTIONNELS

ET

TRAITEMENT DU DIABÈTE

PAR

LES EAUX DE VICHY

PAR

LE DOCTEUR CHOPARD,

De la Faculté de Paris,

MÉDECIN A VICHY.

Prix : 1 fr. 50 c.

PARIS,

J.-B. BAILLIÈRE ET FILS,

LIBRAIRES DE L'ACADÉMIE IMPÉRIALE DE MÉDECINE,

Rue Hautefeuille, 19.

Londres,   New-York,
H. BAILLIÈRE, 219, Regent-Street.   H. BAILLIÈRE, 290, Broadway.

MADRID, C. BAILLY-BAILLIÈRE, CALLE DEL PRINCIPE, 11.

A VICHY, CHEZ TOUS LES LIBRAIRES.

1859.

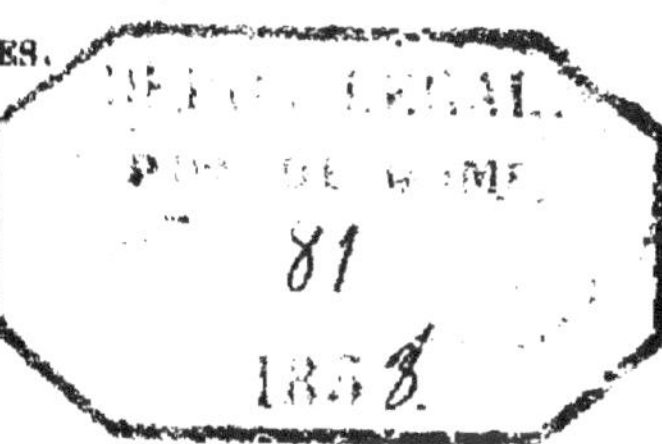

PRÉFACE.

❖

Amy lecteur, ceci est un livre
de bonne foy.

MONTAIGNE.

Nous possédons sur les eaux de Vichy et les divers cas pathologiques qui peuvent y être avantageusement modifiés, un certain nombre de livres remarquables à plus d'un titre.

Mais la science ne serait plus digne de ce nom, s'il pouvait être donné à quelques hommes d'élite seuls de tout dire, même sur un point déterminé, et d'arrêter, en même temps que les appréciations ultérieures, les progrès qui naissent de la libre discussion des choses.

Je veux essayer de traiter dans cette brochure, non seulement au point de vue dogmatique, mais encore des applications pratiques, un sujet essentiellement du domaine de la controverse et dans la dépendance absolue du traitement hydro-minéral de Vichy.

Dans ce travail, je me suis proposé d'attirer l'attention sérieuse des hommes compétents sur la valeur réelle, la supériorité des thermes de Vichy contre un grand nombre d'affections hépatiques et spécialement la glucosurie.

Dans le but de rendre plus utile encore, d'agrandir, de compléter le champ du traitement thermal tel qu'il est institué aujourd'hui, j'ai signalé, en passant, quelques améliorations indispensables, qu'à mon avis il serait très-avantageux de voir instituer le plus promptement possible.

Je me suis efforcé de démontrer que les eaux thermales n'agissent pas à la manière des médicaments ordinaires , mais que leur grande efficacité tient à une multitude de causes au nombre desquelles il est juste de placer en première ligne la série des propriétés vitales inhérentes à leur nature.

J'ai insisté d'une façon toute particulière sur la nécessité, pour faire une cure sérieuse, de prendre les eaux aux sources mêmes, afin d'obtenir tout le bienfait qu'elles peuvent procurer; car le traitement thermal est singulièrement complexe, dépendant non seulement de la médication elle-même, mais aussi des nombreuses circonstances de la vie extérieure. Il ne saurait donc, en aucun cas, être avantageusement fait au loin, ni remplacé par un médicament quel qu'il soit.

Pour la plus grande commodité du lecteur, j'ai subdivisé mon livre en huit chapitres, correspondant chacun à une étude plus ou moins distincte, de manière à en permettre facilement la lecture.

Je m'estimerai heureux si, par cette brochure, j'ai pu élucider certaines erreurs, faire le bien à un titre quelconque.

Docteur CHOPARD.

DU FOIE

SES MALADIES, SES TROUBLES FONCTIONNELS

ET

TRAITEMENT DU DIABÈTE

PAR

LES EAUX DE VICHY.

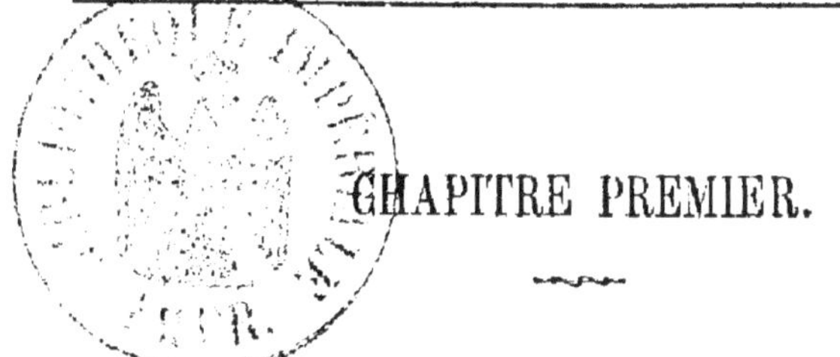

CHAPITRE PREMIER.

DU FOIE, SON ANATOMIE, SES PRINCIPALES FONCTIONS.

Le foie est un organe glanduleux du groupe des glandes en grappes, et à fonctions multiples; les deux plus essentielles comprennent la sécrétion de la bile et la production du sucre.

Le corps fondamental de la structure, de la constitution du foie, est la cellule hépatique.

1*

Le foie est placé comme un corps intermédiaire entre la circulation générale et la circulation abdominale, c'est-à-dire que, pour entrer dans la circulation générale, la circulation abdominale doit au préalable aller s'y modifier ; il remplit entièrement l'hypocondre droit, et occupe une partie de l'épigastre et de l'hypocondre gauche.

Séparé par le diaphragme des organes contenus dans la cavité pulmonaire, il repose sur l'estomac, le colon transverse, le rein droit, et se trouve protégé par les sept ou huit dernières côtes contre l'action des corps extérieurs ; en l'état normal, il ne dépasse guère le rebord cartilagineux des côtes.

Une membrane propre, fibreuse, la capsule de Glisson, l'enveloppe de toutes parts et envoie dans son intérieur des prolongements qui forment autant de gaînes aux canaux biliaires, à la veine porte et à l'artère hépatique ; le péritoine l'enveloppe en grande partie, recouvrant extérieurement la capsule de Glisson.

Les attaches de suspension ou ligaments suspenseurs du foie, véritables replis du péritoine, lui permettent non pas des déplacements absolus, mais de légers changements de positions, de véritables oscillations.

Les anatomistes divisent le foie en deux lobes principaux, un droit ou grand lobe, et un gauche ou lobe moyen, ainsi appelé pour le distinguer d'une éminence située à la surface inférieure du grand lobe, et désignée sous le nom de petit lobe ou lobe de Spigel.

Ces différents lobes ont des fonctions uniformes chez l'homme et les animaux supérieurs, mais distinctes ou alternatives chez les animaux inférieurs.

Le foie est d'une dimension variable, suivant les individus, mais demeure le plus volumineux et le plus pesant de tous les organes; son poids devient très souvent considérable, et il peut acquérir un volume énorme.

C'est pendant la vie fœtale que son volume relatif est le plus considérable; dans les derniers mois de la grossesse, il se rapproche de plus en plus des dimensions proportionnelles qu'il conservera plus tard.

Sa consistance est remarquable; il est compacte, fragile, et présente à l'aspect une couleur d'un rouge brun ou jaunâtre, variant selon les sujets, variant encore bien plus dans les différentes affections qui lui sont habituelles.

Sa fragilité et son grand volume l'exposent à ressentir très-fréquemment et avec la plus grande facilité l'influence des chocs extérieurs ; par contre à devenir souvent aussi le siége de congestions ou d'inflammations sous la simple influence de lésions traumatiques.

Comme les poumons, la rate, les plèvres, les reins, il peut du reste, sous l'influence d'une multitude de causes internes, voir se développer en lui les congestions, les inflammations, et tous les divers accidents consécutifs qui en sont la suite.

C'est ainsi qu'on rencontrera fréquemment dans le tissu du foie, des abcès simples ou multiples, des collections purulentes énormes.

Les nerfs qui se rendent au foie sont peu considérables, eu égard au volume de l'organe. Ils sont de deux origines : les uns viennent du système cérébro-spinal, les autres du grand sympathique ou système ganglionnaire.

Les premiers sont les pneumo-gastriques et les diaphragmatiques ; les seconds sont les filets du plexus solaire constituant le plexus hépatique ; ce plexus enlace l'artère hépatique, et accompagne par exception la veine porte.

On ne peut pas suivre jusqu'au foie les filets nerveux directs du pneumo-gastrique, car tandis que le pneumo-gastrique gauche se rend surtout à l'estomac, le pneumo-gastrique droit aboutit seulement au plexus solaire.

Le système vasculaire du foie comprend une circulation artérielle et veineuse comme les autres organes du corps, système destiné à l'entretien et à la nourriture propre de l'organe, constitué par l'artère hépatique, branche du tronc cœliaque, et par ses annexes; en outre, un système de vaisseaux afférents, celui de la veine porte chargée de conduire aux cellules hépatiques les matériaux produits de la digestion, que ces cellules doivent ultérieurement élaborer; il comprend de plus un double système de vaisseaux efférents, celui des canaux biliaires et des veines sus-hépatiques, le système de la veine porte se ramifiant dans le foie à la façon des artères, les canaux biliaires et les veines sus-hépatiques à la façon des veines.

Les canaux biliaires aboutissent au canal hépatique et à la vésicule biliaire par le canal cystique; un tronc commun au canal hépatique et cystique constitue le canal cholédoque, s'ouvrant dans le duodénum; les veines sus-hépatiques aboutissent à la veine cave inférieure.

Ce sont les veines sus-hépatiques qui, dépourvues de capsule de Glisson ou membrane d'enveloppe du foie, demeurent béantes lorsqu'on fait une coupe transversale du foie.

Les vaisseaux lymphatiques sont extrêmement multipliés dans le foie.

Ces différents ordres de vaisseaux correspondent aux fonctions multiples du foie, et les modifications qu'ils éprouvent par altérations quelconques, suffisent seules très-souvent pour rendre compte de cas pathologiques fort nombreux.

Les canaux biliaires sont chargés de conduire la bile du foie dans la vésicule biliaire; celle-ci lui fait subir une modification particulière, car la bile déversée directement dans le duodénum par le canal hépatique et le canal cholédoque ne ressemble pas du tout à la bile provenant de la vésicule biliaire. Dans bien des cas pathologiques, la bile, ne pouvant pas arriver dans la vésicule, passe directement, versée du foie dans le duodénum, ou, devenant plus épaisse, moins fluide, ne s'écoule plus d'une façon régulière; ou bien encore quelques-uns de ses éléments s'associent de certaine façon, et donnent naissance à de véritables corps étrangers, aux calculs biliaires ou hépatiques, causes fréquentes à leur tour des coliques hépatiques.

Les différentes modifications d'organisation, de composition, de sécrétion ou de déversement de la bile ou de ses éléments, produisent des troubles nombreux dans l'économie.

Il me suffira de citer ici les coliques hépatiques, puis les ictères, dont la cause originelle est si variable, mais dont l'effet apparent est toujours unique, c'est-à-dire produit par le passage des matières colorantes de la bile dans le sang.

La fonction des veines sus-hépatiques est de porter dans la circulation générale les matériaux élaborés dans le foie, que ces matériaux soient du reste physiologiques ou pathologiques : physiologiques comme le sucre normal, pathologiques comme le sucre en quantité exagérée, ou bien la bile plus ou moins modifiée, etc.

Le foie sécrète donc, entre autres corps, de la bile, qui normalement s'écoule dans la vésicule ou le duodenum, et produit du sucre, qui est entraîné dans le torrent circulatoire général.

Il ne faudrait pas croire que la fonction productrice du sucre ou glycogénique du foie s'exerçât en même temps que se sécrète la bile, ce serait une erreur ; car il est prouvé aujourd'hui que le moment de la plus grande intensité de la sécrétion de la bile correspond au temps de repos de la fabrication du sucre.

D'après M. Cl. Bernard, le sucre apparaît en

plus grande quantité au moment de la pleine activité de la digestion intestinale, environ trois ou quatre heures après l'ingestion des aliments.

La bile, au contraire, n'est sécrétée, en quantité notable du moins, qu'après la fin du travail de la digestion, environ six ou sept heures après le repas.

Et il devait sagement en être ainsi, pour que la bile, se trouvant amassée dans la vésicule biliaire, pût imprégner à propos, au repas suivant, les aliments gras à leur passage dans le duodénum, et ne s'écoulât pas intempestivement en l'état de vacuité de l'intestin.

Sans cela, le passage répété de la bile sur la muqueuse libre de l'intestin ne tarderait point à l'exciter outre mesure, à l'enflammer, et par contre à produire les désordres intestinaux les plus graves.

CHAPITRE II.

DES MALADIES DU FOIE ET DE L'ACTION DES EAUX DE VICHY
SUR CET ORGANE.

Le tissu du foie est un lieu de prédilection entre tous pour le développement de certains produits morbides, tels que tubercules, cancers, épithéliomas, kystes simples, hématiques ou hydatiques.

Ces kystes, produits morbides les plus habituels du foie, constituent des tumeurs à volume variable, souvent énorme, qui augmentent peu à peu, sans que le plus souvent le malade en ait conscience, et ne manifestent leur existence que lorsque déjà ils sont arrivés à un certain degré de développement.

Ce sont des vésicules closes, espèces de poches ou culs-de-sac sans ouverture, plus ou moins transparentes, qui se développent sans adhérer véritablement au tissu du foie, qui vivent d'une vie propre, et, comme de vrais parasites qu'elles sont, ne demandent à l'animal qui les porte que le lieu, la chaleur et les produits exhalés qu'elles ont la faculté de s'assimiler.

Ces vésicules sont simples, c'est-à-dire contiennent seulement un liquide plus ou moins limpide, analogue à de l'eau chargée d'un peu d'albumine, ou bien elles renferment des animaux parasites, les échinocoques, qui sont des vers appartenant au genre des entozoaires cestoïdes. Ces animaux, dont la grosseur est très-variable, ressemblent le plus souvent, chez l'homme, à de petits grains de sable de 1[4 à 1 millimètre de diamètre. M. Ch. Robin a démontré que la membrane qui leur donnait naissance était la deuxième enveloppe du kyste, dite membrane fertile.

Le foie de certains animaux, celui du mouton principalement, est souvent envahi par les hydatides fertiles, c'est-à-dire par celles qui contiennent des échinocoques.

Chez les ruminants, les échinocoques sont généralement adhérents, au nombre de 2 à 20, par un pédicule, à un reste de membrane fertile, duquel ils s'écartent en différents sens comme les rayons d'un cercle, et exécutent des mouvements facilement appréciables à l'œil nu.

Les échinocoques peuvent vivre de 24 à 72 heures après la mort de l'animal qui les portait; ce fait se vérifie facilement sur les foies de mouton.

Il n'entre pas dans le plan de cet opuscule de développer d'une façon détaillée les nombreux produits morbides qui se rencontrent fréquemment dans le foie.

Je me contenterai de dire que les tubercules s'y présentent, comme dans le poumon, sous des formes bien diverses, depuis le tubercule rudimentaire jusqu'à la caverne suppurée; qu'ils sont presque toujours sous la dépendance de la diathèse tuberculeuse, et qu'on les rencontre surtout chez les enfants; ce n'est pas du reste dans le foie que se rencontrent infailliblement les tubercules chez les sujets atteints de cette cruelle maladie; ils apparaissent bien plus ordinairement dans les poumons et les ganglions du mésentère.

Le cancer du foie est une maladie fréquente de cet organe, quelquefois primitive, se liant très-souvent au squirrhe de l'estomac, ou bien à la diathèse cancéreuse générale. Il apparaît le plus souvent sous la forme de tumeurs disséminées d'un volume excessivement variable, d'aspect plus ou moins différent; ses variétés appartiennent aux différents genres squirrheux, mélanique, encéphaloïde. Il se montre surtout dans l'âge mûr, et plus souvent chez l'homme que chez la femme. Son apparition coïncide généralement avec une plus ou moins grande hypertrophie du foie, qui atteint alors des développements énormes; il suit, du reste, dans le foie, les mêmes lois de développement et de terminaison que dans le reste de l'organisme.

Des tumeurs qui n'appartiennent pas à la classe des tumeurs malignes ni à celle des kystes peuvent aussi se développer dans le foie. Elles y apparaissent et y suivent une marche conforme aux lois générales qui régissent le développement de ces corps.

Ce serait peut-être ici le cas de parler des différentes maladies inflammatoires de l'enveloppe externe du foie et de son tissu propre; je me contenterai d'énumérer parmi les principales : la péritonite hépatique et l'hépatite aiguë ou chronique, dont la congestion sanguine hépatique simple, n'est à vrai parler que la première étape.

Ces maladies sont fréquemment suivies de désordres graves, suites habituelles des inflammations.

De même que le tissu propre du foie est sujet à une multitude de lésions, de même aussi des altérations nombreuses apparaissent souvent dans ses vaisseaux, et se manifestent chacune avec des caractères propres, essentiels, tenant principalement à la nature particulière des liquides que charrie physiologiquement chaque ordre de vaisseaux.

Les principales affections des vaisseaux du foie comprennent les calculs biliaires, les coliques hépatiques, les diverses altérations de la bile en qualité ou quantité (altérations qui sont la source de tant de maladies des pays chauds), la cyrrhose, les maladies des chylifères, les congestions et les hémorrhagies si variées.

Je ferai observer qu'en raison évidemment de la propriété particulière inhérente surtout au foie, de se laisser facilement pénétrer par les divers principes minéralisateurs, la plupart des maladies de cet organe, alors qu'elles ne sont plus sous la dépendance de l'état aigu, sont traitées on ne peut plus avantageusement par les eaux minérales carbonatées sodiques en général, et surtout par celles de Vichy en particulier.

Des expériences positives ont appris, en effet, que les sels alcalins jouissent de propriétés très-remarquables pour aider à l'accomplissement des fonctions de nutrition, phénomène que démontre à chaque instant d'une façon péremptoire l'administration des pastilles de Vichy, quand on les donne à propos, bien préparées.

Mais, en outre de leurs propriétés générales, considérées au point de vue de l'alcalinité seulement, ou comme modificatrices puissantes et générales de l'organisme, les eaux de Vichy agissent d'une façon toute spéciale en altérant profondément les sécrétions et le travail fonctionnel de la cellule hépatique, en imprimant à toute l'économie, par l'intermédiaire des nerfs, une vie nouvelle qui transforme les liquides, surtout en ranimant la circulation languissante du foie, empêchant la stase des matériaux pervertis, provoquant et rétablissant les fonctions altérées de la peau; tous ces résultats tiennent non pas tant à des réactions chimiques, ainsi qu'on est toujours trop porté à se l'imaginer, que surtout à des propriétés vitales particulières et à des effets physiologiques, dont, il ne faut pas craindre de l'avouer, la cause ultime nous échappera toujours.

CHAPITRE III.

DU DIABÈTE EN GÉNÉRAL.

J'ai déjà dit que des troubles divers modifient
les sécrétions de la bile et produisent des ictères
à causes multiples. De même des troubles divers
dans la production du sucre ou faculté glyco-

génique du foie conduiront aussi à la perversion
de la fonction et feront apparaître le diabète.
En raison de l'importance du sujet je vais m'y
arrêter d'une façon toute particulière, car c'est
la fonction glycogénique que j'ai principalement
en vue dans ce travail.

Le diabète vrai, non accidentel et temporaire,
est une affection propre à l'espèce humaine
(du moins, d'une façon incontestable, on ne l'a
jamais observé jusqu'ici chez les animaux), ne
tenant pas comme on l'a cru si long-temps, à
une maladie de l'intestin, de l'estomac, des
reins ou du sang. Il existe souvent comme
maladie essentielle, ou bien seulement comme
symptôme de différents états morbides.

Dans la plupart des cas, il est constitué par
un état morbide du foie, tantôt primitif, c'est-
à-dire tenant à une lésion propre de cet organe,
tantôt consécutif à une affection quelconque,
voire même à de simples inhalations irritantes,
à une maladie du poumon produisant une trop
grande excitation de l'organe respiratoire; dans
ces derniers cas l'état morbide existe par véritable action réflexe, et se manifeste par l'en-
tremise des filets du pneumo-gastrique se ren-

dant du poumon au cerveau, le cerveau
transmettant à son tour au foie l'impression
perçue; de même, dans l'état physiologique, la
moëlle allongée n'est sollicitée à réagir sur le
foie qu'après la perception des excitations péri-
phériques obligatoires.

D'autres fois le diabète tient simplement à une
perversion de l'influence nerveuse par cause per-
manente ou simplement accidentelle et temporaire.

Il se complique de polyurie dans la plupart
des cas, mais peut très-bien exister néanmoins
sans augmentation de la sécrétion urinaire.
De même aussi la polyurie simple se rencontre
chez un grand nombre d'individus, sans que
l'analyse la plus précise y puisse démontrer la
moindre quantité de sucre.

Quand on examine la multitude des cas dans
lesquels il y a production de glucosurie, on arrive
tout naturellement à ne pas se dissimuler que
bien des points divers de l'organisme peuvent
servir de lieu de départ à l'invasion de la maladie
qui nous occupe.

Du reste, si on a tant varié sur le siége précis
de la maladie diabétique, c'est que toujours on a

pris l'effet pour la cause, et oublié que le simple excès de fonctionnement des organes suffisait dans la plupart des cas pour les modifier du tout au tout, les hypertrophier, les engorger, les rendre souvent méconnaissables.

CHAPITRE IV.

HISTORIQUE DU DIABÈTE.

Les anciens appelaient volontiers diabétique
tout malade qui, dépérissant à vue d'œil, avait en
même temps qu'un grand appétit une soif ardente, et rendait beaucoup d'urine.

Toutefois il n'est pas fait mention de cette maladie dans les écrits d'Hippocrate, non plus que dans ceux de Celse ; Galien au contraire en parle d'une façon incontestable.

Arétée appelait énergiquement le diabète *carnium ac membrorum colliquatio ;* il l'a décrit avec une exactitude et une précision remarquables. Actuarius ne craignait pas de le localiser, disant que c'était une affection du foie et des reins. Parmi les modernes, Mead n'a pas hésité à signaler les maladies du foie comme la cause absolue du diabète.

Les auteurs ayant remarqué que la phthisie est assez généralement un état marchant de pair avec le diabète, au bout d'un certain temps du moins, ont dit longtemps que le diabète devait être rangé dans la classe des phthisies.

Willis découvrit, en 1674, que l'urine des diabétiques était douce, sucrée ; il dit dans son *Traité des urines :* « L'urine des diabétiques a une douceur bien remarquable et produit sur l'organe du goût la même impression que si elle tenait en dissolution du miel ou du sucre. » Pool et Dobson, en 1775 seulement, démontrèrent la présence incontestable du sucre dans l'urine ; Cowley, en 1778, isola ce principe sucré, c'est-à-dire le sucre de l'urine.

Le grand Haller disait que le diabète tenait au passage du chyle dans l'urine.

Sous l'influence des idées médicales du temps, qui admettaient que suivant l'alimentation le suc gastrique était tantôt alcalin tantôt acide, Rollo en 1797 imagina de considérer le diabète comme dû à une perversion de la sécrétion du suc gastrique qui, disait-il, devenant acide dans l'alimentation végétale, transformait en sucre cette même alimentation.

Inutile de faire observer que les choses ne se passent point ainsi, car c'est seulement en raison d'un phénomène d'excitation, et nullement suivant la nature de l'alimentation, que l'estomac sécrète le suc gastrique.

Partant d'une théorie parfaitement fausse, Rollo en vint à nourrir ses malades exclusivement avec de la viande et de la graisse.

Nicolas et Gueudeville, en 1803, pensèrent et firent une série d'expériences pour prouver que la fabrication du sucre avait lieu dans l'intestin, qu'elle dépendait uniquement d'une modification en mal des sucs nécessaires à la constitution du chyle, et par suite d'un temps d'arrêt dans la confection de ce chyle ; dans leur opinion, la matière sucrée n'était pas autre chose que le chyle ainsi constitué sans azote, dépourvu en grande partie de propriétés nutritives.

M. Chevreul, auquel doivent tant les diverses sciences spéculatives et d'application, démontra l'analogie chimique existant entre le sucre des diabétiques et le sucre de fécule, autrement dit sucre de la deuxième espèce; il fît voir que l'un et l'autre étaient inattaquables par les acides faibles ou étendus, et se transformaient sous l'influence des alcalis caustiques et d'une température élevée, en acides bruns particuliers, en s'emparant de l'oxygène de l'air, formant alors l'acide mélassique de M. Péligot.

Les beaux travaux de M. Biot sur la polarisation de la lumière ont confirmé encore cette identité chimique des sucres de fécule et de diabétique en démontrant que l'un et l'autre dévient à droite le plan de polarisation.

Il n'est peut-être pas hors de propos de rappeler ici que les sucres de fruits, identiques cependant de composition chimique avec le sucre de fécule et de diabète, dévient à gauche le plan de polorisation, tout comme les sucres de la première espèce.

On en était toujours à la théorie de Rollo, quand vers 1825, Tiedemann et Gmelin démontrèrent l'apparition du sucre dans l'intestin sous l'influence de la digestion normale de la fécule ; dès cette époque, il devenait singulièrement difficile de considérer encore l'apparition du sucre dans l'intestin comme se liant à une affection de cet organe.

M. le professeur Bouchardat, qui s'est toujours et avec tant de soin occupé du diabète, pensait d'abord que les diabétiques, digérant la fécule d'une manière anormale dans l'estomac sous l'influence d'une diastase particulière, produisaient ainsi du sucre, c'est-à-dire l'équivalent chimique de l'acide lactique physiologique, le premier ayant pour formule : $C^{12} H^{12} O^{12}$, le deuxième $C^{12} H^{10} O^{10} + 2 H O$.

Il reconnut plus tard, se ralliant à la théorie de Tiedemann que la digestion des fécules produisait normalement du sucre ; mais il localisa l'absorption et la fabrication de cette substance dans l'estomac pour le cas particulier des diabétiques, voulant toujours trouver une source extérieure au sucre produit dans l'économie ; il invoquait surtout parmi les causes du diabète la suppression des sécrétions de la peau, surtout de la sécrétion acide.

Magendie ne se contenta pas d'admettre la transformation physiologique des féculents en sucre sous l'influence de la digestion, il prouva que le sucre produit passait dans le sang.

C'est alors, vers 1844, que M. Mialhe voulut établir le siége du diabète dans le sang, admettant que par défaut d'alcalinité du sang, le sucre s'y accumulait, ne pouvant plus être brûlé au contact de l'air, jusqu'à ce que, devenant par son excès un véritable corps inutile, il était éliminé par les reins. Dans cette théorie, M. Mialhe assimilait à tort à des réactions de laboratoire ce qui se passe au contact du sang, liquide si faiblement alcalin; en effet, si le sucre n'apparaît pas à la suite du traitement de Vichy, ce n'est pas parce que le sucre est brûlé dans l'économie, mais bien parce qu'il cesse de se former en quantité anormale dans le foie.

En effet, M. Poggiale a parfaitement démontré qu'en nourrissant des animaux exclusivement avec de la viande et du bicarbonate de soude, les alcalinisant par conséquent autant que possible, on retrouvait toujours dans le sang de ces animaux la même quantité de sucre que quand on les nourrissait exclusivement avec de la viande, sans bicarbonate de soude. (Académie des Sciences, août 1856.)

M. Mialhe établit la grande importance de la matière sucrée dans la nutrition et la transformation obligatoire des matières féculentes en sucre pour devenir alimentaires.

Depuis la découverte de M. Cl. Bernard, certains auteurs auraient encore voulu qu'on considérât le foie non plus comme un organe fabricateur mais simplement séparateur, arrêtant au passage le sucre provenant de la digestion, le tenant en réserve pour le verser peu à peu dans le sang, lorsque ce dernier en serait dépourvu, servant de la sorte en un mot de véritable régulateur de la composition du sang, non pas comme je l'expliquerai ultérieurement, mais bien comme un organe intelligent, soumis à l'influence des actes volontaires.

En attribuant ainsi dans ces différentes théories sur le diabète une origine toujours accidentelle, féculente ou végétale quelconque, au sucre de l'organisme, on était loin de prévoir la vérité; c'est-à-dire qu'il existe dans l'économie une fonction spéciale chargée de fabriquer du sucre de toutes pièces, indépendante de la nature de l'alimentation et de toute circonstance extérieure.

Le diabète n'est à vrai parler qu'une aberration de cet état physiologique, sur la réalité duquel, il est juste de le dire, on discute cependant encore, tout comme d'une manière consécutive on discute encore sur les causes premières et le mécanisme de la production anormale du sucre rejeté par les urines.

Les uns, appartenant comme moi à l'école de M. Cl. Bernard, attribuent le sucre de l'économie presque exclusivement à la fonction glycogénique du foie ; les autres en reportent la production à la transformation des aliments, principalement des amylacés ; pour ces derniers, mais avec des variantes ou nuances diverses cependant, le foie n'est plus l'organe essentiellement producteur du sucre, il ne fait que parer à l'occasion à l'absence de l'alimentation qui produit habituellement le sucre, l'aidant ou la remplaçant au besoin.

On remarque encore, parmi les adversaires de la doctrine de M. Cl. Bernard, surtout un savant professeur de la Faculté, qui, comme le dit élégamment M. Fauconneau Dufrêne, ne semble avoir recouvré la santé que pour s'efforcer d'arracher quelques fleurons d'une couronne tressée en même temps par l'Institut, la Sorbonne et le Collége de France.

M. Bouchardat fait, en ce qui le concerne, bon marché des théories sur le diabète, considéré seulement au point de vue de la pathologie; il a toujours déclaré hautement ne tenir qu'à sa méthode de traitement, comprenant l'alimentation, surtout l'utilisation, les vêtements et l'exercice.

La fonction glycogénique est essentielle à la vie, au développement, au renouvellement continuel de l'être; car, d'après les travaux de M. Cl. Bernard, le sucre n'aurait plus à remplir le seul but de calorification par sa combustion dans le poumon, son dédoublement par fermentation ou sa formation dans le foie, mais encore, et principalement, un véritable rôle de génération pour la constitution des cellules organiques spéciales.

C'est à M. Cl. Bernard qu'était réservé l'honneur de démontrer une des plus grandes découvertes physiologiques de notre temps, et par contre d'élucider une des questions les plus ardues de la pathologie.

Cette fonction glycogénique du foie appartient à toute l'échelle animale, et se rencontre aussi bien chez les mammifères que chez les oiseaux, les reptiles, les poissons, les mollusques et les articulés; de plus, chez ces derniers, le foie est divisé anatomiquement en deux régions parfaitement distinctes, destinées l'une à la sécrétion de la bile, l'autre à la fabrication du sucre.

Cet exemple nous démontre d'une façon bien tranchée la fonction physiologique complexe du foie : elle est double dans les animaux supérieurs, simple dans le bas de l'échelle, alternative comme chez les limaces dans les animaux de structure intermédiaire.

La production du sucre est un phénomène normal accompli par le foie (fonction glycogénique de Bernard), et cet organe lui-même est assez imprégné du produit de sa sécrétion pour que cette dernière soit appréciable même au goût ; il est du reste le seul organe du corps qui présente ce singulier caractère, facilement reconnaissable à plus forte raison par les moyens d'analyse chimique.

Toutefois, le sucre disparaît assez rapidement du foie lorsque l'alimentation n'intervient pas ; il n'y en a plus que des traces lorsqu'on laisse l'individu mourir de faim, et on n'en rencontre généralement que peu ou point dans le foie de ceux qui sont morts de maladie.

Si jamais expérience a été probante, c'est bien certainement celle de la démonstration de la production du sucre dans le foie ; car si on prend un animal exclusivement nourri de viande, n'ayant jamais mangé ni sucre ni fécule, il ne présentera que peu ou point de traces de matière sucrée dans l'intestin, dans le sang de la veine porte, chargée de conduire au foie les matériaux de la digestion, et on en trouvera en grande quantité dans le sang des veines sus-hépatiques, chargées de transporter dans la circulation générale les produits de la sécrétion du foie.

En d'autres mots, on ne trouvera pas de sucre dans le sang avant le passage de ce dernier dans le foie, et on en trouvera lorsqu'il sortira de cet organe.

De même aussi, dans ce cas, on trouvera encore du sucre dans le tissu propre du foie, car pour l'obtenir il suffira de broyer le tissu du foie avec de la poudre de charbon, ou mieux du noir animal, de le soumettre un certain temps à l'action de l'eau bouillante, de filtrer, et de rechercher le sucre dans le liquide incolore obtenu ;

Par des lavages multiples on obtiendra successivement le sucre que contenait primitivement le tissu du foie, le charbon n'en retenant pas la plus petite quantité, tandis qu'il a fixé au contraire les diverses matières colorantes.

L'essai au polarimètre dans les conditions habituelles, la potasse, les divers réactifs de cuivre, la fermentation à la température de 40° sous l'influence de la levûre de biére préalablement lavée, afin qu'elle n'apporte avec elle aucune trace de fécule ou de sucre, indiqueront bientôt manifestement la présence de ce dernier.

Dans l'essai par la fermentation, il est toujours convenable d'employer un tube témoin placé dans des conditions identiques à celles de l'expérience, contenant simplement de l'eau et de la levûre, afin de démontrer que le gaz acide carbonique obtenu est bien le résultat de la présence du sucre dans le foie, et ne provient pas de la levûre elle-même.

Un fait très-remarquable, c'est que, si l'on recueille par la distillation l'alcool provenant de la décomposition du sucre hépatique de certains animaux, il conserve toujours une odeur propre, caractéristique de l'espèce à laquelle il doit son origine.

Le sucre contenu dans le foie chez l'homme sain ne dépasse guère un centième et demi ou deux centièmes du poids total du tissu du foie ; et la quantité totale qu'en contient habituellement le foie d'un homme adulte, sain, varie de 17 à 26 grammes, le poids du foie variant lui-même de 12 à 1,600 grammes.

Dans l'état diabétique, la quantité de sucre

proportionnelle à une quantité déterminée de tissu hépatique se maintient à peu près la même; mais comme la masse totale du foie est généralement beaucoup augmentée, il s'ensuit que, tandis que le foie de l'homme sain fournit de 17 à 26 grammes de sucre, le foie d'un diabétique en contiendra de 55 à 60.

On le voit donc clairement, il n'y a pas le moindre rapport entre la quantité de sucre existant dans le foie d'un diabétique et celle qu'il émet par les urines, puisque ces dernières contiennent quelquefois jusqu'à 150 grammes de sucre par litre, et qu'il excrète (d'après Baumes et Fonseca) jusqu'à 82 ou même 100 kilogr. d'urine par vingt-quatre heures.

La quantité habituelle d'urine que rend un diabétique est en moyenne de 5 à 8 kilogr. par jour; quelquefois on rencontre seulement un, deux ou trois grammes de sucre par litre d'urine; mais cette quantité oscille d'habitude entre 5 et 20 grammes, montant assez fréquemment de 20 à 60 grammes, et par exception à 100 ou 150 grammes.

Il est si vrai que le diabète n'est qu'une aberration de la fonction glycogénique, considérée non pas au point de vue étroit et spécial de la localisation dans le foie, mais de bien plus haut et d'une façon philosophique, que dans les premiers temps de la vie fœtale les individus sont diabétiques, et que dans tous les temps de la vie la matière sucrée accompagne toujours l'être vivant, s'accommodant successivement aux différentes phases par lesquelles ce dernier doit passer pour exister.

Les êtres embryonnaires ne cessent d'être diabétiques que plus tard, seulement alors que s'établissent d'une façon évidente les fonctions du foie dans l'organisme de la vie fœtale; chez le fœtus le sucre apparaît dans le foie vers le quatrième ou cinquième mois; il augmente ensuite peu à peu jusqu'à la naissance. Dans le poumon, les muscles et les liquides d'enveloppe, il suit une marche de développement et de disparition précisément inverse.

Il n'entre pas dans le cadre de mon travail de rechercher ici quelle liaison physiologique existe ainsi entre la production du sucre par le foie et la cessation de sa manifestation dans les muscles, l'urine et les liquides d'enveloppe du fœtus; j'ai tenu seulement à montrer que le sucre existait toujours dans l'économie, et que pour des emplois ultérieurs paraissant bien différents de prime abord, une faculté productrice identique,

quoique diversement localisée suivant les âges,
existait toujours en nous.

Dans ces dernières années, en voulant précisément prouver que la fonction glycogénique du
foie n'existait pas seule productrice du sucre dans
l'économie (abstraction faite de la transformation
connue des féculents dans l'intestin), on a mal
à propos voulu énoncer en principe, que chez
les nourrices et les femmes en couche, il y avait
toujours, tout au moins souvent, du sucre dans
les urines, sans altération apparente aucune de
l'organe hépatique, ni trouble ou lésion des
centres nerveux.

On affirmait que le diabète physiologique existant sans que ceux qui présentaient cet état en
fussent le moins du monde incommodés, se ren-
contrait fréquemment non-seulement dans l'u-
rine des femmes en lactation ou prêtes à accou-
cher, mais encore chez un grand nombre de
sujets dans les conditions ordinaires de la vie.

D'après les derniers et beaux travaux de
M. Leconte, c'est une erreur profonde tenant à
la multiplicité des causes qui peuvent produire
la réduction du liquide cupro-potassique, causes
au nombre desquelles il faut placer en première
ligne la présence de l'acide urique. On sait, du
reste, que d'autres corps, tels que le tannin, la

cellulose, le chloroforme, etc., sans parler de la potasse du tartrate, transformée sous l'influence de l'acide carbonique de l'air et d'une modification de l'acide tartrique lui-même en carbonate de potasse, produisent aussi le même effet, quoique à des degrés divers.

Cet état normalement diabétique des femmes en l'état puerpéral n'existe donc pas; inutile, par conséquent, de le rattacher, comme certains auteurs à une énergie quelconque de la sécrétion lactée ou à une prédominance dans les fonctions nutritives.

Il demeure donc bien démontré maintenant que le diabète véritable n'existe pas à l'état physiologique, mais qu'il est, au contraire, la perversion d'un fait physiologique.

Dans le fait physiologique, il y a équilibre parfait entre la formation et la destruction du sucre; tout le sucre produit par le foie est entraîné dans la circulation générale pour servir aux besoins de la vie, et reste dans l'organisme, ne conservant son état primitif qu'entre le foie et le poumon; car, fabriqué dans le foie, il vient disparaitre presque complétement au contact de l'air dans le poumon, au point de ne plus être en quantité notable lorsqu'il est ramené au cœur gauche par les veines pulmonaires. Il y a donc cette opposi-

tion remarquable que le poumon et le foie sem-
blent agir vis-à-vis la matière sucrée dans un
accord parfaitement opposé, l'un détruisant sans
cesse exactement ce que l'autre a formé.

Toutefois, le sucre ne se manifeste jamais
extérieurement en nature, ni dans les excrétions
ni dans les sécrétions, pas même dans la bile,
qui n'en contient jamais à l'état physiologique,
que s'il y a eu endosmose du sucre du tissu du
foie dans la vésicule ou les conduits biliaires.

Dans le fait pathologique, au contraire, c'est-à-
dire dans le diabète véritable ou temporaire, l'é-
quilibre entre la formation et la destruction, ou
entre la destruction et la formation, se trouvant
rompu, le sucre ne tarde pas à se manifester
extérieurement dans les urines, après avoir saturé
l'organisme.

M. Chauveau (Académie de médecine, septembre 1856) a démontré cependant que, chez les
animaux en état de santé, le sang, même après
huit jours de jeûne, contenait encore une petite
quantité de sucre appréciable aux réactifs; c'est
dire à plus forte raison qu'il en contient toujours un peu en l'état physiologique, aussi bien
qu'en l'état diabétique. Il est très-probable que
le sucre qui se rencontre ainsi en traces plus ou
moins appréciables en dehors de la circulation

entre le foie et les poumons, doit son origine à une combustion ou dédoublement quelconques incomplets.

Lehman a prouvé que le sang pouvait ainsi contenir une certaine quantité de sucre sans passer dans les urines, et que, pour que le sucre se manifestât dans ces dernières, il fallait que le sang en contînt au moins 30 centigrammes par 100 grammes.

CHAPITRE V.

DES DIVERSES FORMES DU DIABÈTE ACCIDENTEL.

Nous venons de démontrer précédemment qu'il n'existe pas de diabète physiologique vrai en dehors de l'état fœtal, mais on trouve généralement dans la pratique plusieurs formes de l'affection glucosurique, savoir : 1º le diabète purement temporaire autrement dit aigu ; 2º le diabète par cause traumatique ; 3º le diabète intermittent ; 4º le diabète alternant ; 5º le diabète périodique.

Ces natures de diabète aboutissent souvent, pour ne pas dire presque toujours, au diabète vrai, si les secours de l'art n'interviennent pas à propos.

Toutefois, je ne pense pas qu'on doive attribuer la dénomination de diabète à la simple perversion accidentelle de fonctions qui fait apparaître le sucre dans les urines; car ce n'est pas sur l'apparition d'un seul symptôme, quelque grave qu'il soit de façon apparente, que peut et doit être classé un état pathologique; il faut nécessairement pour cela qu'il y ait un ensemble de symptômes complexes.

Le diabète temporaire ou aigu peut très-bien être lié à une simple cause perturbatrice morale, à une frayeur, un excès de colère, une alimentation excessive ou irritante, un coup porté dans la région de l'hypocondre, toutes causes produisant une trop grande excitation momentanée sur le foie; alors ce sera un effet semblable à celui qu'on obtient en employant le galvanisme, par exemple, soit qu'on le porte directement sur la moëlle allongée ou qu'on le fasse agir par action réflexe, en excitant par son intermédiaire les filets nerveux du pneumo-gastrique.

Le diabète temporaire peut encore être sous la dépendance d'une simple exagération de la sécrétion glycogénique du foie, ou bien le ralentissement de l'action modificatrice du poumon; la quantité de sucre déversée par le foie dans les veines sus-hépatiques se trouvant, dans ces cas, trop considérable pour être complétement détruite dans le poumon, une partie passera d'abord dans la circulation artérielle, puis veineuse, et, se trouvant en assez grande quantité, finira par exciter les reins, qui l'élimineront de la circulation générale par l'intermédiaire de l'urine.

Dans certains cas d'alimentation sucrée excessive, il peut se manifester encore et tenir à une modification, un temps d'arrêt, par exemple, de la circulation chimique au contact de la cellule hépatique, ou à une augmentation de la circulation mécanique ou aux deux phénomènes réunis.

Le diabète par cause traumatique n'offre pas plus de difficulté pour être compris; en effet, il suffit que la cause extérieure ait produit des spasmes, des compressions, des contractions violentes; alors, dans un temps donné, le foie fera passer dans la circulation pulmonaire une quantité de sucre relativement trop considérable, comme dans les cas précédents, et il y aura encore saturation des liquides de l'économie, et par suite excrétion de sucre par les urines.

Les diabètes intermittents sont ceux dans lesquels le sucre n'apparaît dans les urines qu'au moment de la digestion, avec temps de repos jusqu'à la digestion suivante. Il est bien évident que, dans ce cas, c'est la surexcitation produite par les sucs de la digestion qui, arrivant au foie, imprime à la faculté glycogénique de cet organe une activité temporaire nouvelle.

Le diabète alternant est celui qui alterne en quelque sorte avec les symptômes d'une autre maladie, des accès de goutte, de rhumatisme, ou de fièvre le plus souvent. Dans ces cas de diabète alternant, le diabète s'efface en quelque sorte et disparaît temporairement pour laisser se manifester l'autre maladie, puis reparaît à son tour quand disparaît la maladie intercurrente.

Le diabète périodique est celui qui apparaît de loin en loin, par périodes ou temps de durée à peu près égal, d'autrefois variable, et dont les intervalles d'accès ne laissent pas soupçonner l'état diabétique.

Tel est le cas par exemple de ces diabètes qui apparaissent seulement au printemps et à l'automne, alors que les malades habitués à la chaleur de l'été ou aux soins de l'hiver se négligent mal à propos et ne savent pas se soustraire au froid humide, dont cependant ils devraient se méfier encore bien plus que du froid sec de l'hiver.

Du reste, en l'état diabétique habituel, il est

fréquent aussi de voir la maladie s'aggraver au printemps et à l'automne, et prendre sous l'influence du froid humide de ces temps, un caractère bien manifeste d'intensité nouvelle.

On peut aussi produire un diabète artificiel, ainsi que l'a si bien démontré M. Cl. Bernard, par une simple piqûre ou lésion de la moëlle allongée, dans le milieu de l'intervalle compris entre les racines des nerfs acoustiques et celles des pneumo-gastriques, au plan moyen composé par le faisceau innominé du bulbe et les corps olivaires. Si l'on pique, d'autre part, un peu plus haut, l'animal est en même temps rendu albuminurique. Cette expérience démontre on ne peut mieux, les liaisons qui existent entre le diabète et la polyurie, et fait voir qu'elles ne sont pas indispensablement liées l'une à l'autre, quoique bien voisines dans le cadre pathologique.

Comme je l'ai dit en parlant du phénomène glycogénique du foie, bien des causes agissant pour le produire, des causes multiples aussi peuvent donner naissance au diabète artificiel, puisque nous admettons que le diabète n'est que la perversion de la fonction physiologique.

On peut encore presque instantanément faire apparaître le diabète, par le procédé de M. Lecomte, en administrant avec des aliments certaines substances irritantes, telles que l'azotate d'uranium, ou bien encore de l'ammoniaque diluée, de l'éther, toutes substances qui, en arrivant au foie, y déterminent subitement une excitation locale et directe.

CHAPITRE VI

DU DIABÈTE VRAI.

Le diabète vrai est une maladie apyrétique (c'est-à-dire sans fièvre), ne ressemblant en rien aux affections aiguës, qui permet à ceux qui en sont atteints de vaquer à leurs occupations habituelles. Le principal caractère de cet état morbide se tire de la présence d'une quantité variable, plus ou moins considérable, de sucre dans les urines, sucre qui ne tarde point à être reconnaissable aussi dans les différents fluides de l'économie.

On a, jusqu'à ces derniers temps, assimilé à tort, par sa dénomination même, le diabète sucré à une autre maladie toute différente, le diabète non sucré ou polyurie; il n'y a cependant pas d'autre liaison entre ces deux affections qu'un symptôme très-souvent commun il est vrai (l'émission exagérée des urines), mais inconstant néanmoins, car, s'il y a des diabétiques qui rendent chaque jour des flots d'urine, il y en a d'autres chez lesquels cette sécrétion n'est pas plus abondante qu'à l'état de santé.

Hippocrate ne fait pas mention de cette affection, et depuis Celse et Galien jusqu'à Willis, on a toujours confondu les différentes maladies dont le caractère principal se tire de la présence d'une supersécrétion de l'urine; il ne pouvait point en être autrement, puisque toute l'attention des observateurs se portait exclusivement sur la quantité d'urine excrétée.

Le diabète débute presque toujours lentement, d'une façon confuse, sans que le malade ait bien conscience de son état; des circonstances extérieures lui apprennent très-souvent seules qu'il s'est passé quelque chose d'extraordinaire en lui; c'est ainsi qu'il peut voir avec étonnement les mouches ou les abeilles se précipiter voracement sur son urine excrétée; d'autrefois, il voit ses vêtements maculés par des taches de sucre.

Le plus souvent les malades éprouvent d'abord un peu de malaise, tombent dans la tristesse et l'abattement, se sentent moins forts, maigrissent un peu, voient apparaître quelques troubles du côté de la vue, sont tourmentés par une sécheresse considérable de la bouche et de la gorge; bientôt les urines se modifient en quantité et en qualité, et souvent la faim et la soif augmentent notablement; très-fréquemment la transpiration est supprimée, et la peau, d'abord sèche et sans chaleur, devient plus tard comme rude et écailleuse;

Toutefois, cet état de la peau ne saurait être admis comme fait général et absolu; car mon excellent confrère, le docteur Willemin, dans un article publié dernièrement par la *Revue d'hydrologie médicale française et étrangère* (1), rappelant à propos des observations multiples de Petit, déclare avoir lui-même rencontré dans sa pratique de Vichy, plusieurs exemples de diabétiques, chez lesquels les sécrétions de la peau n'étaient pas sensiblement modifiées, et chez lesquels la peau elle-même avait conservé ses

(1) Dans la même publication, M. Willemin, rapprochant la production du fait diabétique de l'apparition de l'obésité, qui, selon la remarque de Petit, récomnaîtrait souvent pour cause une conformation trop courte du thorax et une combustion incomplète des matériaux hydro-carbonés dans l'acte respiratoire, serait disposé à penser que, chez les individus obèses diabétiques, le sucre apparaîtrait dans les urines à cause d'une respiration incomplète, et par suite d'une destruction ou transformation incomplète aussi du sucre en dissolution dans le sang.

caractères habituels de souplesse et de douceur.

La quantité d'urine excrétée est, nonobstant toutes affirmations contraires, continuellement en rapport avec l'eau contenue dans les boissons ou les aliments ingérés.

Cette urine est claire, limpide, plus ou moins décolorée, d'une odeur fade, d'une saveur sucrée; elle présente généralement la réaction acide. On obtient avec elle les mêmes réactions générales qu'avec le sucre de glucose, autrement dit sucre de fécule ou de la deuxième espèce; elle brunit par la potasse caustique, réduit les sels cupro-potassiques, donne lieu à la fermentation sous l'influence de la levûre, produit de la sorte de l'acide carbonique et de l'alcool, enfin dévie à droite le rayon de lumière polarisée. Abandonnée à elle-même sous l'influence d'une température convenable, elle ne tarde pas à donner naissance à une véritable fermentation et à la production des globules de ferment analogues à ceux de la levûre de bière.

Pendant longtemps on a dit que l'urine des diabétiques ne contenait ni urée ni acide urique; c'est une erreur profonde parfaitement bien démontrée par Kane et Mac-Grégor, qui ont fort judicieusement fait observer qu'il fallait examiner, dans ce cas, non pas les produits comparatifs d'une quantité déterminée d'urine, mais bien la totalité de l'urée ou de l'acide urique rendu dans les 24 heures. S'il n'en était pas ainsi, il y aurait en effet, dans la plupart des cas de diabète, c'est-à-dire toutes les fois qu'il se complique de polyurie, production exagérée d'urée et d'acide urique, tout comme il y a déjà production anormale de sucre.

Ce fait se présente néanmoins quelquefois; et s'il arrive rarement que l'acide urique se manifeste en assez grande quantité pour former des dépôts cristallins, il existe d'autrefois, au dire de Bell, des cas dans lesquels il a été assez abondant pour donner naissance à des concrétions multiples. La présence de l'acide urique est, du reste, incontestable dans les diabètes alternants.

D'après les expériences de M. Bouchardat, la proportion d'urée est toujours chez les diabétiques, comme en l'état physiologique, en rapport avec la quantité des aliments azotés ingérés; d'après Lehmann, elle est seulement un peu moindre.

On le voit donc clairement, la présence du sucre n'est pas exclusive des autres éléments habituels de l'urine.

C'est d'ordinaire seulement dans les formes les plus graves du diabète ou dans les derniers temps de la maladie, que l'on voit apparaître l'albumine; loin d'être un symptôme favorable, ainsi que le croyaient cependant deux hommes éminents, Dupuytren et Thénard, son apparition est avec grande raison considérée par M. Bouchardat et M. Rayer, dont l'autorité fait loi en cette matière, comme un symptôme des plus graves.

L'apparition de l'albumine n'indique généralement qu'une lésion, une perturbation plus grande du côté des centres nerveux; la physiologie, du reste, nous rend parfaitement compte du phénomène, puisque, d'après telle ou telle lésion des centres nerveux, on peut faire apparaître dans l'urine soit le sucre seul, soit l'albumine seule, soit le sucre et l'albumine réunis.

La boulimie ou appétit exagéré, n'est pas davantage que la polyurie ou la soif ardente, une condition indispensable du diabète; elle existe cependant dans beaucoup de cas, et surtout dans les plus graves; de même aussi elle existe dans la polyurie simple, mais presque tous les diabétiques ont l'appétit perverti, irrégulier, exagéré, bizarre; ils voient baisser chaque jour de plus en plus la puissance des fonctions habituelles des organes sexuels, et enfin celle-ci diparaître et s'éteindre complètement.

Les fonctions digestives, toujours troublées, sont ou plus actives ou lentes et pénibles ; dans ces cas exceptionnels, il peut y avoir constipation ou diarrhée et vomissements.

On n'a jamais trouvé que chez les diabétiques le sang soit moins alcalin qu'en l'état habituel de santé ; mais la salive est acide ; et quand elle n'est pas supprimée, la sueur est moins acide qu'en l'état normal.

Le diabète est une affection beaucoup plus fréquente qu'on ne le supposait autrefois, parce que jadis on ne la reconnaissait que lorsque la maladie était déjà arrivée à un degré beaucoup plus avancé, et qu'il y avait déjà impossibilité de lui appliquer un traitement rationnel ; du reste, il faut être juste, on ne lui appliquait aucun traitement présentant ce caractère.

Car que dire de cette médication ridicule employant tour à tour les saignées, les sangsues, les vésicatoires, les cautères, les toniques, les diurétiques, les astringents et les purgatifs?

Le diabète est une affection grave qui, pour être améliorée d'une façon stable, exige non-seulement les plus grands soins médicaux, mais encore une docilité absolue de la part des malades ; sa marche est lente quoique progressive, et conduit fatalement à une mauvaise terminaison, toutes les fois que les secours de l'art n'interviennent pas à propos.

Mais il n'en est pas ainsi, quand les soins médicaux sont appliqués avec persévérance, car M. Contour, dans sa thèse inaugurale en 1844, cite, d'après M. Bassereau, l'exemple d'un médecin qui depuis plus de trente ans est atteint du diabète, et vaque néanmoins aux soins habituels de sa clientèle.

Ce fait, et quelques autres du même genre qui me sont personnellement connus, démontrent évidemment que le diabète le mieux constaté n'est pas une maladie nécessairement mortelle;

Et si, d'autre part, M. Rayer soutient avec raison qu'il est impossible de guérir radicalement un diabétique, il n'en est pas moins vrai qu'on peut souvent amender et modifier la maladie au point de conserver l'existence et la rendre parfaitement supportable.

Me rapprochant en ceci beaucoup de l'opinion de M. Rayer, je n'admettrais pas comme Frank qu'on pût être certain de la guérison d'un diabète, lorsqu'il se serait écoulé un peu plus d'un an sans que la maladie eût récidivé.

CHAPITRE VII.

CAUSES DU DIABÈTE ET ÉTUDE SUR LA FONCTION PRODUCTRICE DU SUCRE (GLYCOGÉNIE).

Les causes précises du diabète sont à peu près inconnues; on sait seulement que son apparition coïncide souvent avec un refroidissement, une suppression de la transpiration, ou bien une fluxion ou congestion hépatique qui a perverti ou profondément modifié les fonctions de l'organe. On cite parmi les causes prédisposantes : l'hérédité, l'abus des plaisirs vénériens et des boissons fermentées, l'onanisme, les habitations froides et humides, la nourriture mauvaise ou insuffisante, l'alimentation exclusive par les féculents et les végétaux.

Or, pour ce qui concerne la nourriture végétale, il résulte de renseignements aussi nombreux qu'authentiques et précis, pris dans ces
derniers temps par mon excellent condisciple et
ami le docteur Leroy-Desplantes, que dans les
couvents de religieux vivant exclusivement de
végétaux, le diabète est cependant une maladie
parfaitement inconnue.

Il faudrait, à mon avis, placer en première
ligne parmi les causes prédisposantes, les affections des centres nerveux, les névroses, les
affections hépatiques, les chagrins violents et les
climats brumeux.

Le plus grand nombre des diabétiques provient
d'Angleterre, du Hanovre, de l'Allemagne du
nord, de la Hollande, de la Belgique et de la
France; quelques-uns viennent de l'Inde et des
Antilles.

On disait, il n'y a pas longtemps encore, qu'il
n'y avait aucun caractère d'anatomie pathologique propre au diabète; il y en a cependant
plusieurs; le plus incontestable réside certainement dans la démonstration du sucre que contiennent tous les organes du corps d'un diabétique; ce cas est très-rare néanmoins, car pour

l'observer il faut que le sujet diabétique soit mort par circonstance fortuite ; dans l'état de mort habituelle, il ne reste plus en effet de sucre dans leur organisme.

Pendant longtemps, on avait attribué une très-grande importance au caractère de l'hypertrophie des reins ; c'était bien à tort cependant, car on a *rencontré* depuis cette époque grand nombre de diabétiques qui avaient plutôt les reins atrophiés qu'hypertrophiés, et il a été démontré que ce caractère d'hypertrophie des reins appartenait bien plutôt à la polyurie, et se liait d'une façon manifeste au travail exagéré des reins dans cette affection morbide.

Mais sans parler des modifications des reins *plus ou moins* hypertrophiés ou atrophiés, des productions accidentelles du foie comme kystes, hydatides, calculs, des lésions de la moëlle allongée, de celles du côté des poumons, telles que pneumonies ou pleurésies, tubercules à divers degrés de développement, on rencontrerait, d'après M. Andral, une lésion constante, positive, toujours la même, et dont la constance établirait précisément l'importance : c'est une coloration d'un rouge brun prononcé qui efface l'apparence des deux substances qu'on remarque habituellement dans le foie, pour ne plus offrir qu'une teinte rouge uniforme, tous caractères d'une hypérémie fort intense, complètement différente de toutes autres; dans ce cas, le foie se fait remarquer en outre par sa turgescence et la grande quantité de sang qui partout gorge son tissu.

Si dans le diabète la transformation des féculents ou du sucre lui-même en sucre hépatique a lieu si rapidement, c'est parce que le foie dans cet état maladif ne permet pas de s'organiser comme il le faudrait, au liquide gras émulsif, laiteux et opalin, nullement sucré, apparaissant dans l'état physiologique et passant ultérieurement dans le sang en même temps que le sucre; il se contente de modifier en sucre du foie le sucre quelconque qui lui est présenté, c'est-à-dire en ce sucre tout particulier, éminemment destructible et fermentescible; ou bien il le laisse passer en l'état de nature, et on ne tarde pas à le voir excrété par les urines.

Car il faut bien se le rappeler, jamais le sucre ingéré, quel qu'il soit du reste, de la première ou de la deuxième espèce, ne passe en l'état physiologique directement dans le torrent circulatoire; toujours il est arrêté par le foie, qui lui fait subir au préalable plus ou moins complètement la ransformation émulsive; tandis que le sucre introduit par autre voie dans l'organisme entre aussitôt dans la circulation générale, et ne tarde pas à se manifester dans les urines.

Il ne faut pas s'imaginer davantage que la fonction glycogénique du foie agisse comme un être de raison, s'occupant de savoir s'il va lui arriver ou non du sucre tout formé, cessant par exemple d'en fabriquer alors qu'il lui en est présenté en nature ou de tout préparé par la digestion des fécules dans l'estomac et les intestins, ou se mettant à en fabriquer quand la digestion ne lui en fournit pas.

Les choses ne se passent pas ainsi, car la constitution du sang varierait à l'infini, suivant les différentes natures d'alimentation, suivant le caprice de chacun.

Mais le foie est un organe complètement sous l'empire de la vie animale, sans intelligence, qui n'a point à raisonner sa fonction, mais seulement à la remplir, et qui la remplit toujours d'une façon à peu près identique, nonobstant les modifications de l'alimentation.

Du reste, par le fait même de leur nutrition, ou mieux de la formation des principes qui résultent de leur désassimilation, certains organes remplissent des usages plus ou moins importants par rapport à telle ou telle fonction.

Tel est le cas de la production du sucre dans le foie par rapport à la respiration ou peut-être à d'autres fonctions, car, d'après quelques auteurs, il se pourrait que la production normale du sucre n'eût d'importance que relativement à la nutrition du foie lui-même. Cette nutrition, troublée directement ou sous l'influence du système nerveux (agissant par l'intermédiaire des vaisseaux, comme dans la nutrition des tissus quels qu'ils soient), deviendrait la cause du diabète.

Il importe, en effet, de ne pas confondre la production du sucre dans le foie avec une sécrétion, car la glycogénie n'est point un phénomène de sécrétion, ainsi qu'on est toujours porté à le croire, mais bien le résultat de la désassimilation de ses éléments anatomiques; ce n'est pas le sang qui fournit directement les matériaux de sa formation, c'est le tissu même du foie.

Le foie est essentiellement une glande et en a la structure fondamentale, avec quelques particularités spéciales; outre la sécrétion de la bile, il se forme du sucre dans son tissu par désassimilation; or, le foie n'est pas le seul dans ce cas.

Le tissu d'autres organes encore, forme par un mécanisme analogue, des principes qui ne sont pas purement excrémentitiels comme l'urée ou la créatine. Ces principes, bien que présentant une certaine analogie avec ceux-ci, quant au mode général de formation, en diffèrent par la nécessité de certaines conditions spéciales et par le rôle qu'ils remplissent d'abord avant d'être décomposés par dédoublement dans le sang ; tel est l'acide pneumique, qu'il faut joindre au sucre et à côté duquel viendront se ranger probablement d'autres corps analogues.

Or, cet ordre de notions sur la formation des principes immédiats par les phénomènes moléculaires d'assimilation et de désassimilation, qu'on ne saurait comparer aux phénomènes chimiques du laboratoire, bien qu'ayant été en Allemagne l'objet d'attaques singulièrement passionnées, se trouve actuellement pleinement établi par les découvertes de M. Cl. Bernard.

Il a démontré en effet (Académie des Sciences, septembre 1855) que sur un animal nourri depuis plusieurs jours avec de la viande, tué sept heures après le repas, le foie étant enlevé et soumis aussitôt à un courant d'eau froide par la veine porte, au bout de 40 minutes, l'eau sort limpide et dépourvue de sucre; mais abandonné à lui-même à la température ordinaire, il s'y forme peu à peu du sucre, autant qu'il y en avait avant le lavage. Cette formation dure

environ pendant 24 heures, durant lesquelles
on peut laver le foie, enlever ainsi le sucre, et
le voir se reproduire; mais au bout de ce temps
il arrive un moment où il ne s'en forme plus.
Si après le premier lavage on place le foie dans
l'eau et qu'on chauffe jusqu'à l'ébullition, l'eau
ne contient pas de sucre comme lorsqu'on cuit
le foie avant le lavage, et l'organe abandonné
à lui-même ne forme plus ce principe.

Ainsi, il y a dans le foie : 1° le sucre très-
soluble dans l'eau, et qui est emporté avec le
sang par le lavage; 2° une autre substance assez
peu soluble dans l'eau pour ne pas être entraînée
par le courant d'eau qui traverse les vaisseaux
du foie. C'est cette dernière substance ou substance glycogène qui, dans le foie abandonné à
lui-même après le lavage, se change peu à peu
en sucre par dédoublement catalytique.

Ainsi donc, le sucre ne dérive pas simplement des éléments qui proviennent des liquides
charriés par la veine porte, sur lesquels aurait
directement agi l'action du foie; il y a au préalable un corps intermédiaire formé, et c'est
réellement d'une transformation ultérieure de ce
corps que dérivera le sucre.

Si maintenant il ne nous est pas difficile d'ap-
précier d'où provient le sucre, il faut savoir

aussi que le principe immédiat, origine du sucre, fait partie constituante de la substance organisée des cellules du foie.

On pourrait être disposé à croire que ce principe immédiat, constitué par les aliments absorbés
et assimilés qui doivent passer ultérieurement
à l'état de sucre du foie, subit ce changement
de nature dans les capillaires, tandis qu'il n'en
est rien ; la transformation a lieu dans les cellules
épithéliales hépatiques mêmes.

En effet, après s'être imbibées des matériaux
liquides assimilables susceptibles de les pénétrer, ces cellules, par des actes moléculaires
d'assimilation qui ne sont pas encore déterminés
d'une manière précise, constituent d'abord la
substance glycogène, et celle-ci à son tour prend
ensuite l'état de sucre proprement dit. C'est
seulement quand le sucre est ainsi formé qu'il
passe dans les capillaires hépatiques auxquels
font suite les veines sus-hépatiques.

Bien des causes peuvent être invoquées pour
l'accomplissement de ce phénomène ; les plus
vraies tirent leur origine de l'influence de l'action nerveuse, de l'alimentation, de la circulation, de la respiration, de la chaleur, des
excitations et des irritations diverses.

Car, d'après MM. Béraud et Robin, dans les actes

de la vie végétative (nutrition, sécrétion, absorption, développement, reproduction), c'est essentiellement sur les vaisseaux et non sur le tissu
propre de l'organe qu'agissent les nerfs; c'est le
contraire pour les organes de la vie animale,
comme les muscles; de là une partie des
contradictions qui existent entre les auteurs
qui ont abordé le sujet de l'influence des
nerfs sur la sécrétion, la nutrition, la cicatri-
sation, etc.

Or, quoique la production du sucre ne soit
pas comparable à une sécrétion, mais à un des
résultats de la désassimilation du tissu même
du foie, il ne faut pas être étonné de la voir
cesser presque complètement hors de l'état
de digestion, et soumise à une lésion des
centres nerveux, ou à la section d'un nerf,
d'une manière aussi énergique que cela arrive
pour la nutrition des os, par exemple; car si
la section du pneumo-gastrique arrête la formation du sucre, il faut interpréter ce résultat
en disant : La production du sucre n'a pas été
arrêtée par suite de la cessation d'une action
directe partant de la moëlle allongée et des-
cendant le long des pneumo-gastriques, puisqu'après cette section on peut encore rendre
l'animal diabétique en piquant un point du

bulbe rachidien, et que l'excitation du bout périphérique n'a pas ce résultat.

Il faut donc admettre que ce nerf porte au centre nerveux les sensations internes émanées de sa périphérie, puisque si après la section on excite le bout central, non-seulement la formation du sucre n'est pas arrêtée, mais elle se trouve considérablement augmentée.

M. Cl. Bernard admet que l'excitation incessante apportée au poumon par l'air extérieur, transmise au centre nerveux par le pneumo-gastrique, est la cause qui détermine la production du sucre au moyen d'une action réflexe qui de la moëlle allongée se propage au foie par la moëlle spinale et le grand sympathique.

En voici la preuve : si au lieu de couper le pneumo-gastrique dans la région cervicale, ce qui amène la disparition du sucre, on opère la section de ce nerf au-dessous du poumon et au-dessus du foie, la communication directe entre le foie et le centre nerveux se trouve supprimée comme précédemment, et cependant le sucre continue à se produire comme à l'ordinaire.

Si l'excitation ne descend pas par les pneumogastriques, il reste à chercher par quel chemin elle arrive au foie. Il est d'abord positif que l'action se propage par la moëlle épinière; la moëlle épinière ne peut agir de son côté sur le foie que par l'intermédiaire des nerfs grand et petit splanchniques.

Ces actions indirectes, ces modifications de la circulation d'un organe, par suite de la mise en jeu d'un autre organe dont l'état d'activité est transmis au cerveau par ses nerfs, transmission suivie d'une influence des centres nerveux sur les vaisseaux du même ou d'un autre organe, par l'intermédiaire du grand sympathique, sont un fait très-général dans l'économie ; de là, le nom d'actions sympathiques ou de sympathies, donné à ces phénomènes.

On doit se tenir fortement en garde contre les hypothèses sur le rôle de tel ou tel organe, hypothèses avancées sans démonstration, et admises simplement parce qu'elles paraissent plus probables qu'autre chose, lorsqu'elles viennent de ceux qui méconnaissent tout cet ordre de phénomènes ; ordre de phénomènes des plus importants, puisqu'ils établissent la liaison des uns aux autres, en dehors de laquelle les phénomènes vitaux ne sont rien.

C'est pour avoir méconnu cette action des nerfs sur les vaisseaux de toutes les glandes et des autres organes, que quelques chimistes ont émis l'hypothèse que les nerfs n'avaient aucune action sur la production de tel ou tel principe immédiat. Cette action, il est vrai, n'est pas directe, elle ne porte pas sur le fait chimique même, mais elle porte sur les vaisseaux sanguins qui amènent les matériaux servant au phénomène chimique. Or ce phénomène n'a plus lieu, ou a lieu autrement, lorsque les matériaux changent de quantité ou de nature.

C'est aussi pour avoir méconnu l'influence que la réplétion de l'estomac, dont la sensation est transmise au cerveau, a, par action réflexe sur la circulation de l'estomac lui-même, de l'intestin et des glandes annexées, que les mêmes chimistes ont attribué la production du sucre directement aux principes absorbés par les veines.

Mais elle s'opère chimiquement dans le foie, déterminée qu'elle est par une action plus indirecte, par la modification considérable de la circulation qui survient dans le foie, par le fait de ces conditions de réplétion de l'estomac. Or ce changement dans l'état de la circulation, modifie d'une manière correspondante la nutrition de cette glande, comme le fait une petite quantité de substance sapide placée sur la langue, lorsqu'elle modifie la circulation des parotides, et rend abondante la sécrétion salivaire, qui avant était presque nulle.

Il est donc évident que la production glycogénique se lie essentiellement à l'alimentation, et que la production du sucre doit décroître de plus en plus dans les maladies longues, pour cesser complètement un certain temps avant la mort.

Ceci est vrai des diabétiques, comme des hommes qui (relativement au moins à la production du sucre), sont en l'état physiologique, et dans le foie desquels on ne trouve cependant pas de sucre après la mort quand ils ont été un certain temps malades ; car tandis qu'on trouvera du sucre répandu dans les différents organes chez un diabétique, et en quantité notable dans le foie seulement de tout homme, si l'un et l'autre sont morts subitement, on n'en trouvera même pas de traces chez les individus diabétiques qui auront succombé à une maladie longue et surtout aiguë.

Dans ce dernier cas, la perversion seule de la nutrition aura suffi pour enrayer la fonction productrice du sucre.

Mais si à la suite de maladies longues, aiguës, il y a cessation de production de sucre par le foie, il n'en est point ainsi alors que se développent certains corps étrangers qu'on rencontre assez fréquemment dans cet organe. Le cancer, les tumeurs, les kystes, les hydatides n'ont qu'une action purement locale ou ne s'étendant qu'à courte distance. Les parties demeurées saines fonctionnent comme d'habitude, et, somme toute, il n'y a diminution de sucre que proportionnellement à la partie envahie, qui ne se trouve plus dans les conditions physiologiques.

La fonction glycogénique se lie essentiellement à l'alimentation, car c'est par la digestion que sont apportés au foie les matériaux solubles qui doivent ultérieurement constituer le sucre; si donc l'alimentation cesse d'avoir lieu, la production du sucre continue un certain nombre d'heures d'abord, aux dépens de la substance glycogène amassée dans le foie, mais ne tarde point à diminuer, et diminue jusqu'à ce que le sang, complétement appauvri, ne puisse plus lui fournir les matériaux nécessaires pour une reconstitution ultérieure de la matière glycogène.

Si l'on a présent à l'esprit que le sucre se forme dans l'économie aux dépens des matériaux albuminoïdes et fibrineux du sang, et que les matières grasses ne passent pas dans le foie, mais sont absorbées par les chylifères qui les versent directement dans la veine cave supérieure au moyen du canal thoracique, on comprendra facilement que par leur méthode, si elle avait pu être pratiquée d'une façon absolue, Thénard et Dupuytren auraient bien réellement empêché leurs malades diabétiques d'excréter du sucre par les urines, le foie n'en produisant forcément plus ; au bout d'un certain temps ils seraient morts de faim, absolument comme par la diète absolue, seulement beaucoup plus lentement. Je pense inutile de faire observer ici que par ce traitement au moyen des aliments exclusifs, on se contentait évidemment de faire diminuer ou disparaître plus ou moins complètement le phénomène glucosurique, tandis qu'on ne modifiait réellement en rien la maladie diabétique elle-même.

La fonction glycogénique s'exerce, en l'état physiologique, indépendamment du genre de nourriture, si celle-ci est rationnelle, si on ne fait ni abus ni excès ; en effet, la nourriture féculente ou sucrée, végétale ou animale, ne fournit pas sensiblement plus de sucre l'une que l'autre à l'analyse du foie ou du sang qui en sort ; seulement la nourriture exclusive ou excessive par les féculents et les sucres, produit normalement ce liquide gras émulsif, qui passe avec le sucre hépatique dans le sang, lui communique l'apparence lactescente, et apparaît quelquefois dans la maladie dite *des urines chyleuses* qui s'observe assez fréquemment dans les climats chauds, où, comme on le sait, les affections hépatiques sont nombreuses; et le fait certainement le plus remarquable que présente le foie des animaux ainsi nourris exclusivement aux sucres et aux féculents, est de présenter à la décoction un liquide d'apparence laiteuse, analogue d'aspect aux urines chyleuses.

Les choses ne se passent point ainsi en l'état diabétique, c'est-à-dire quand la fonction du foie se trouve pervertie, car alors l'organisation ou la fabrication de ce liquide gras émulsif est impossible, et les matériaux apportés par la veine porte s'organisent rapidement en sucre.

La respiration est tout à fait indispensable à la production du phénomène glycogénique du foie, et paraît servir de point de départ à l'excitation des centres nerveux par l'intermédiaire du poumon.

Cela est si vrai que, dans les cas d'emploi du curare et de production d'apoplexie traumatique, il faut indispensablement mettre à profit la respiration artificielle, qui suffit seule à entretenir pendant assez longtemps les fonctions de la vie organique.

Ces deux cas sont du reste curieux.

En effet, un épanchement au cerveau déterminant l'apoplexie, obtenu par cause naturelle ou traumatique, produit un effet analogue à celui de l'intoxication par le *curare*, poison végétal dont se servent les sauvages pour empoisonner les flèches, et agit comme lui en paralysant la sensibilité et l'ensemble du système nerveux volontaire.

Il faudra donc, de même qu'en employant le curare, pratiquer l'insufflation artificielle pour permettre au poumon de fonctionner, et par suite à la vie organique de se prolonger; car pour s'exécuter les actes organiques ont indispensablement besoin du contact de l'air. Dans ce cas, comme dans celui de l'emploi du curare, il y a en même temps que production exagérée du sucre du foie, c'est-à-dire diabète artificiel, augmentation notable de toutes les sécrétions.

La différence essentielle de ces manifestations diabétiques obtenues aussi bien par le curare que par l'épanchement au cerveau, comparé à l'effet d'une simple piqûre de la moëlle allongée, est d'être complexe en raison de la multiplicité des points frappés dans les centres nerveux; tandis que par la simple piqûre de la moëlle allongée, on frappe juste en un point précis et spécial qui procure un diabète artificiel franc sans exagération des autres sécrétions.

Il semble, dans ces cas d'apoplexie et d'intoxication par le curare, que par leur surcroît d'activité les fonctions de la vie animale veuillent suppléer à l'absence des fonctions de la vie de relation.

Il n'est pas rare de voir apparaître le diabète comme phénomène secondaire chez les individus obèses dont la respiration se fait incomplètement; et la preuve que dans ce cas le diabète n'est pas idiopathique, c'est qu'en rétablissant les fonctions respiratoires troublées, le diabète ou plutôt l'état glucosurique cesse bientôt de se manifester.

S'il est vrai que la glycogénie n'est pas un phénomène de sécrétion, mais bien le résultat de la désassimilation d'éléments anatomiques, il n'en est pas moins vrai aussi, qu'en l'état de vie, le phénomène peut être influencé par certaines excitations venues de l'intérieur ou de l'extérieur, agissant directement sur les nerfs, qu'elle est soumise à l'influx nerveux, et peut être modifiée ou pervertie en agissant sur les nerfs et principalement sur la moëlle allongée.

Pour ce qui concerne la circulation, bien des conditions peuvent survenir qui modifient la fonction glycogénique, et ceci nous explique parfaitement l'apparition de ces diabètes intermittents ou alternants, de même aussi que la disparition complète, subite, du diabète, sous l'influence d'une maladie aiguë ou grave inter-currente.

C'est ainsi que, par exemple, si le sang vient à s'aboucher directement des ramuscules ultimes de la veine porte dans ceux des veines sus-hépatiques, il ne subira plus l'influence de la cellule hépatique elle-même, et par contre il n'y aura plus production de sucre.

Dans d'autres cas, le sang, au lieu de passer trop rapidement, peut au contraire stagner dans le foie par une cause quelconque, et produire un temps d'arrêt dans les fonctions de l'organe, qui empêche alors ou pervertit la fonction; toujours est-il que dans ces cas il n'y a plus manifestation diabétique, précisément à cause de la modification ou temps d'arrêt dans la fonction du foie.

CHAPITRE VIII.

INFLUENCE DES EAUX DE VICHY SUR LE DIABÈTE.
THÉRAPEUTIQUE GÉNÉRALE.

Si l'on réfléchit un peu et qu'on examine à quel degré de perversion dans les sécrétions en sont généralement arrivées les fonctions de la peau chez les diabétiques, on comprendra sans peine quelle utilité il y aura à les rétablir.

Les bains de Vichy ne tardent pas à modifier d'une manière notable, au bout de quelques jours, ces fonctions altérées de la peau, à ce point qu'administrés seuls ils en font disparaître la sécheresse, tempèrent l'ardeur de la soif, rendent à l'urine une portion au moins de ses qualités habituelles, et diminuent la quantité de sucre excrétée ; comme conséquence naturelle, le sommeil ne tarde pas à reparaître, et le moral du malade à se relever.

Ne nous étonnons pas de ces résultats presque merveilleux en ayant présente à la mémoire cette expérience d'animaux rendus immédiatement albuminuriques par un simple enduit imperméable appliqué sur la peau, et qui ne tardent point à mourir.

Cet exemple, mieux que toutes les théories, démontre d'une façon péremptoire le rôle essentiel que joue la peau en physiologie.

N'allons pas surtout nous imaginer que les eaux de Vichy agissent soit en bains soit à l'intérieur, par surprise, par perturbation, à la manière en un mot de ces causes quelconques physiques ou morales qui, apportant un trouble violent et momentané dans l'organisme, font disparaître le diabète jusqu'à ce que la perturbation soit dissipée.

Leur action est plus efficace, plus réelle, car non-seulement elles agissent sur la circulation et le système nerveux en général, mais encore modifient en bien, au passage dans l'intestin et la veine porte, les matériaux qui doivent former la substance glycogénique.

Elles agissent ainsi (il faut bien le répéter sur tous les tons) aussi bien d'une façon générale que locale, non pas tant au point de vue chimique comme corps alcalins, que surtout au point de vue physiologique; en effet, par exception très-rare, il s'est rencontré quelques malades diabétiques, rebelles au traitement thermal, dont l'urine est devenue parfaitement alcaline, dont toute l'économie, par conséquent, aurait dû être alcalinisée, et qui cependant continuaient à rendre du sucre par les urines.

Mais sans compter les heureuses transformations opérées accessoirement par les eaux de Vichy, le principal effet de ces eaux est d'agir directement ou indirectement sur la cellule hépatique, et de modifier *in loco* la constitution du sucre fabriqué dans les cellules hépatiques aux dépens du principe glycogène. (Je rappelle ici que ce principe fait partie constituante de la substance organisée de la cellule hépatique elle-même, et qu'il est presque l'analogue de la dextrine considérée au point de vue de corps intermédiaire existant dans le règne végétal entre les féculents et le sucre; d'après les récents travaux de M. Pelouze fils, il aurait exactement la composition chimique de l'inuline et de l'amidon.)

N'attribuons donc pas à la mode, à un engouement passager, ce qui n'est que le résultat d'un bien réel, d'une efficacité thérapeutique incontestable, d'une pratique médicale judicieuse et éclairée; et de ce que les eaux de Vichy ne guérissent pas d'une façon absolue tous les diabétiques, gardons-nous de conclure à leur impuissance pour traiter cette maladie.

Ayons surtout présent à l'esprit que le diabète est presque toujours une affection grave, et que guérir souvent, au moins modifier avantageusement presque toujours une affection sérieuse, est un bon résultat médical obtenu.

Je n'entends pas dire qu'il faille d'une façon absolue s'en tenir au traitement thermal de Vichy et négliger les autres moyens accessoires.

Je crois qu'on peut y associer avantageusement les bains de mer, l'hydrothérapie, mais seulement en les considérant comme moyens avantageux, au point de vue de l'action générale sur la reconstitution de l'organisme, alors que ce dernier est encore capable de réagir.

En effet, si sous l'influence des bains de mer et de l'hydrothérapie l'appétit augmente et se règle, si l'affaiblissement cesse de faire des progrès, la soif, la sécheresse de la gorge et la quantité de sucre dans l'urine ne sont pas sensiblement modifiées.

L'influence des pays chauds et secs paraît bien manifeste sur le diabète, car dans les pays chauds proprements dits, ou plutôt tempérés sans être humides, cette maladie est parfaitement inconnue; elle apparaît au contraire quelquefois dans les pays intertropicaux excessivement humides, comme certaines parties des côtes de la presqu'île de l'Inde, ou bien quelques îles du golfe du Mexique.

Aussi, les diabétiques devront-ils se mettre dans les conditions de chaleur relative les mieux étudiées; ils ne s'exposeront pas à l'humidité, au froid, redouteront surtout le froid aux pieds; ils se livreront habituellement, dans la limite du possible, eu égard à leur état maladif et quand le temps le permettra, aux exercices modérés du corps; ils chercheront le grand air et éviteront avec soin les émotions pénibles et les fatigues quelconques de l'esprit. Ces derniers soins ont une importance extrême, car, personne ne l'ignore, les émotions pénibles, les contrariétés vives, ont le plus grand, le plus fâcheux retentissement sur l'organe et la circulation hépatiques.

On peut employer quelquefois certaines médications pharmaceutiques, surtout les préparations thébaïques, ou l'huile de foie de morue ; cette dernière, prise à la dose de deux à trois cuillérées à bouche par jour, administrée à propos, réussit souvent très-bien et permet aux forces du malade de reparaître et de se relever.

Il convient d'alterner l'emploi de cette médication avec les ferrugineux et les préparations de quinquina, principalement le vin.

Mais le traitement de Vichy devra toujours être considéré comme le point capital, car seul il agit efficacement, directement sur la cellule hépatique, et seul il procurera la guérison ou tout au moins le soulagement, alors surtout que le diabète tient à une affection propre du foie, et n'est point au contraire sous la dépendance d'une lésion du centre nerveux, c'est-à-dire de la moëlle allongée.

Cette cure de Vichy n'interviendra pas à titre complémentaire du traitement diététique et hygiénique du diabète, comme un simple médicament auquel on pourrait substituer, par exemple, le bicarbornate de soude ou les sels quelconques dits de Vichy, mais bien à titre de médication toute spéciale, ne pouvant être remplacée par aucune autre.

Du reste, tout le monde le sait, les eaux de Vichy agissent de manières bien diverses, suivant qu'on les prend sur place ou au loin et transportées; dans ces deux cas, leur action est toute différente, et on ne saurait s'en prendre qu'à soi de l'inefficacité ou de l'inutilité d'un traitement fait au loin.

Que dire, à plus forte raison, des traitements faits avec les sels de Vichy, si pompeusement annoncés comme extraits des eaux, en possédant nécessairement en conséquence toutes les vertus, pouvant en un mot suppléer partout l'eau de Vichy naturelle?

Rien, sinon que Vichy est à Vichy, aux sources mêmes, non ailleurs; que, lorsqu'on veut retirer un bienfait réel d'une médication héroïque, il faut faire la médication vraie, sous peine de n'obtenir aucun bon résultat, et que les sels dits de Vichy, ceux surtout destinés à l'usage interne, ne représentent pas du tout les eaux au point de vue de l'effet thérapeutique.

C'est surtout quand il s'agit du traitement de maladies graves, où souvent la vie est en péril, qu'il est essentiel, indispensable, de faire non des à peu près, mais le traitement lui-même, et de n'être pas dupe de sa propre faute.

Car, il ne faut jamais l'oublier, l'action des

eaux minérales naturelles, aussi bien pour celles prises sur place que pour celles transportées, est trop complexe, liée à des éléments de réussite trop divers, pour pouvoir jamais être remplacée à titre avantageux par des produits d'évaporation ou des préparations pharmaceutico-chimiques quelconques.

Il est parfaitement reconnu en effet que l'analyse chimique n'a jamais pu donner d'une façon certaine autre chose que les proportions des bases et des acides divers contenus dans les eaux minérales; mais elle n'a jamais prétendu indiquer la nature et la proportion des sels ou composés préexistants dans ces eaux minérales avant les recherches par l'analyse; en d'autres termes, elle ne peut pas dire comment les acides et les bases sont combinés dans la dissolution commune, c'est-à-dire dans l'eau minérale elle-même.

Il ne faut pas davantage regarder comme tout formés dans une eau minérale les sels qu'on peut en retirer par évaporation, car l'opinion de Berthollet, émise au commencement du siècle, est toujours aussi vraie qu'à cette époque; et maintenant encore, en changeant les rapports naturels de solubilité des sels, on fait alterner les combinaisons qui se forment.

Il résulte de ces effets chimiques réciproques,

que la plupart des sels obtenus par l'évaporation sont des produits de l'opération elle-même, et ne représentent pas du tout les corps ou composés existant primitivement dans l'eau minérale ; dans les cas les plus avantageux, les divers modes d'arrangement des principes constituants primitifs, les proportions dans lesquelles ils se trouvaient naturellement associés dans l'eau minérale, sont tout au moins changés ou intervertis.

Du reste, par l'évaporation, tout l'acide carbonique libre s'échappe, une partie au moins des bicarbonates est ramenée à l'état de carbonates, des sels primitivement en dissolution deviennent insolubles, se précipitent, et en finale on n'obtient comme produits utiles qu'une série de sels solubles dont l'ensemble ne saurait, même de loin, représenter l'eau naturelle.

Pour les cas de similitude approximative mal à propos invoqués chaque jour, je ferai observer que bien peu d'hommes ignorent que la modification même la plus légère en apparence dans la simple agrégation des molécules constituantes d'un corps, sans parler *à fortiori* de la composition chimique différente, suffit pour en changer complétement les caractères extérieurs, la nature physique en un mot, et par conséquent les propriétés médicamenteuses.

Qu'il me soit permis de citer ici comme exemples deux corps bien différents d'aspect, d'odeur, de saveur, l'essence de citron et celle de térébenthine, dans lesquels l'analyse chimique ne peut cependant voir que deux carbures d'hydrogène identiques, puisque l'un et l'autre ont le même équivalent chimique : $C^{20} H^{16}$.

Qui de nous cependant oserait dire que l'essence de citron et celle de térébenthine sont deux corps semblables, c'est-à-dire pouvant être administrés ou employés indifféremment l'un à la place de l'autre?

Il est donc évident que de deux maux il faut sagement prendre le moindre, et préférer dans tous les cas aux sels dits de Vichy les eaux de Vichy transportées.

Parmi ces eaux, ce sont celles des Célestins qui paraissent le mieux supporter le transport et conserver au loin leurs propriétés médicamenteuses ; les eaux du bassin de Vichy, de Saint-Yorre et d'Hauterive, viennent sur la même ligne au point de vue de la conservation.

Si on examine le résultat des nombreuses observations faites aux eaux de Vichy, aussi bien par Prunelle et Petit que par mes savants confrères, MM. les docteurs Willemin et Durand-Fardel, résultats publiés par eux, notamment par M. Durand-Fardel, dans son remarquable *Traité*

des eaux minérales, on voit que le premier effet
du traitement par les eaux de Vichy est, en général, de diminuer la proportion du sucre contenu dans l'urine.

Cet effet ne manque presque jamais de se
faire sentir dans la première semaine, quelquefois dès le second jour; il n'y a que peu d'ex-
ceptions à la règle; cette modification avantageuse de l'urine persiste habituellement pendant
la durée du traitement, mais non pas au même
degré dans les diverses périodes consécutives.

Car, si dans les cas légers et au début du mal,
le traitement de Vichy suffit à faire disparaître à
tout jamais la manifestation diabétique, ultérieurement le sucre reparaît de nouveau dans la plupart des cas; mais il ne reparaît qu'au bout d'un
certain temps et en moins grande quantité qu'a-
vant le traitement.

En effet, l'immunité acquise sous l'influence
de la médication de Vichy, dans les cas de diabètes curables, ne persiste pas toujours indéfini-
ment; elle dure d'autant plus que la maladie a
été mieux modifiée et que le malade ne fait rien
qui puisse exciter à nouveau la fonction glycogénique du foie.

C'est pour cela qu'en toutes circonstances il
est indispensable de soumettre plusieurs années

de suite les malades au traitement thermal, surtout quand veulent reparaître des symptômes
nouveaux d'intensité morbide. Grâce à cette médication, le diabète cesse souvent d'une façon
absolue, ou du moins ne se reproduit qu'après
un temps assez long.

Un point essentiel sur lequel nous ne saurions
trop insister ici, aussi bien à propos du
diabète en particulier que pour les différentes
affections habituellement traitées à Vichy,
c'est que les malades devront se soumettre assez
longtemps sur place à l'influence bienfaisante et
réparatrice de nos eaux.

Il faut ne jamais oublier, en effet, que c'est
vers le dixième ou douzième jour à peine que les
eaux commencent à opérer au point de vue cu-
ratif, tandis que dans les premiers temps de traitement elles ne sauraient agir et n'agissent, en
effet d'abord, que comme perturbatrices ou alté-
rantes.

Tout le monde le sait du reste, et Prunelle le
disait bien haut, quand il y a contre-indication
pour l'emploi des eaux, la contre-indication est
manifeste dès les premiers jours.

Dans leur intérêt sagement entendu, la première fois surtout qu'ils auront recours à la cure
hydro-thermale, les malades devront se soumet-

tre à un traitement minimum de trente jours au moins, car l'expérience a parfaitement démontré qu'une saison de moindre durée était complètement impuissante pour produire un résultat bon et durable.

Sans cela, le bien obtenu est complètement insuffisant pour modifier l'état morbide d'une façon durable; car, de toute nécessité, il faut savoir donner à la médication thermale le temps convenable, nécessaire, indispensable pour agir.

Dans ces cas de traitements incomplets, presque toujours on reporte naturellement dans son esprit à une efficacité douteuse ce qui ne doit réellement être attribué qu'à une médication mal comprise.

N'est-il pas déplorable, en effet, de voir habituellement arriver à Vichy des malades qui, de parti pris d'avance, ont décidé d'y passer douze, quinze, dix-huit, vingt ou vingt-cinq jours, faire ce qu'ils appellent une saison et partir ensuite au jour fixé, quand même?

Ce n'est pas là un traitement rationnel, efficace, et nous ne saurions trop nous élever contre une habitude aussi déplorable que peu judicieuse.

La plupart des malades se proposent, il est vrai, de remplacer au loin par les sels la médication thermale qu'ils savent parfaitement incomplète; mais comme j'ai déjà dit ailleurs quel bien réel il faut espérer des sels, je me contenterai de redire ici que les malades ne sauraient imputer qu'à eux-mêmes l'erreur qu'ils commettent à leur détriment, et je leur répèterai qu'ils sont dupes de leur propre faute.

En même temps que diminue le sucre sous l'influence du traitement thermal, les divers symptômes diabétiques s'amendent dans la même proportion; l'urine n'apparaît plus acide, reprend sa couleur, son odeur, sa saveur urineuse plus ou moins normales; la soif se tempère d'abord, disparaît ensuite en même temps que la sécheresse de la bouche, et, l'appétit se régularisant, les digestions lourdes et pénibles disparaissent. Quand la polyurie complique le diabète, la polyurie s'amende comme l'état glucosurique, et dans ce cas le malade peut boire impunément beaucoup plus de liquides qu'en l'état ordinaire, tout en voyant successivement diminuer la quantité de son urine excrétée.

Ce phénomène remarquable tient à plusieurs causes principales, aussi bien à l'heureuse modification éprouvée par tout l'organisme qu'au rétablissement des fonctions de la peau et à l'accomplissement des fonctions générales du foie.

Dans les cas les plus graves, les eaux de Vichy agissent toujours au moins comme consolatrices ou palliatives en calmant la soif inextinguible des malheureux malades, et apaisent temporairement leurs souffrances; sous leur influence bienfaisante, la sécheresse de la peau s'amende et disparaît d'abord, en même temps que les autres symptômes s'amendent et s'améliorent aussi. La peau ne tarde pas alors à reprendre lentement et graduellement ses fonctions; elle commence par devenir moins rude, s'adoucit, s'assouplit et transpire enfin;

Il n'en est pas de même de l'odeur particulière nauséabonde et pénétrante qu'exhalent certains diabétiques : elle résiste généralement au traitement thermal.

L'amélioration de l'état général ne tarde pas à suivre de près les modifications heureuses éprouvées par la peau et l'urine, le sommeil reparaît, les forces musculaires se rétablissent, la vue cesse de faiblir, et les fonctions intestinales s'améliorent.

Cependant la constipation habituelle chez les diabétiques paraissant tenir, d'après M. Durand-Fardel, surtout à un amoindrissement des sécrétions intestinales, il en résulte que les eaux de Vichy n'agissent que très-lentement et secondairement sur ces sortes de constipations; dans ces cas, c'est aux douches ascendantes qu'on devra recourir, d'après son conseil, et ces douches, continuées avec suite, parviendront souvent à rétablir définitivement plus ou moins, les fonctions du gros intestin.

Toutefois, il est nécessaire de faire observer que, dans l'état diabétique, de même qu'en une multitude d'autres cas où il s'agit de déterminer l'à-propos des conditions d'appropriation spéciale d'une médication quelconque, il importe essentiellement de discerner s'il convient ou non d'appliquer le traitement thermal.

Les contre-indications sont assez nombreuses, et se tirent principalement de l'existence des phénomènes fébriles, réguliers ou irréguliers, de la prédominance de la forme nerveuse du diabète, de l'altération profonde de la constitution en général, de la présence manifeste de tubercules suppurés ou en voie de développement actif, de l'état de maigreur excessif, de la période par trop avancée de la maladie, arrivant par exemple à sa fin ultime; la contre-indication existe surtout alors qu'il y a complication de l'irritation gastro-entérique aiguë, qui, selon l'observation de M. Willemin, termine fréquemment la maladie.

Jusqu'à présent, il faut bien le reconnaître, le traitement des diabétiques a été généralement fort mal dirigé et souvent inefficace, parce qu'on employait toujours des médicaments ou des aliments agissant sur l'intestin et non sur le foie.

C'est ainsi que les ferrugineux, les préparations de columbo, de gentiane, les toniques, les opiacés, les purgatifs, les astringents, les acides minéraux, les diaphorétiques, les diurétiques, les sels de cuivre, de mercure, les vésicatoires, les cautéres, les saignées générales et locales, ont ont été employés et préconisés tour à tour

Comme la plupart de ces médicaments produisent assez généralement de bons effets les premiers jours de leur administration, je ne serais pas éloigné de croire qu'ils agissent ainsi, au au point de vue de l'alimentation, en modifiant avantageusement, d'une façon temporaire, les fonctions de l'estomac et de l'intestin, délabrées et perverties sous l'influence de la mauvaise nourriture habituelle des diabétiques. On sait, en effet, que dans les cas de phthisie pulmonaire confirmés, les eaux de Vichy sont, d'après la belle expression de M. Tardieu, de véritables eaux incendiaires.

Du reste, il faut toujours avoir présent à l'esprit que chez les diabétiques, aussi longtemps que dure le diabète, les affections intercurrentes tendent toujours à prendre un caractère de plus grande gravité que chez tous les autres malades.

Les eaux de Vichy, comparées aux autres médicaments ou traitements dont l'action est complètement nulle ou tout au moins singulièrement indirecte, agissent au contraire d'une façon efficace sur le diabète, mais non pas principalement parce qu'elles favorisent la digestion et modifient en bien le système de l'intestin, ainsi que l'ont cru les premiers médecins qui les ont indiquées;

En effet, si on retire de bons, de merveilleux résultats de l'emploi de ces eaux, ce n'est pas parce qu'elles agissent sur l'intestin, quoique dans ce cas, comme dans la plupart des affections chroniques de cet organe, elles le modifient accessoirement d'une façon avantageuse, mais bien parce que, outre leur action sur le tube digestif, elles influent d'une manière toute particulière et fort remarquable sur la circulation et les actions du foie.

La dose habituelle qu'il convient de faire prendre aux malades diabétiques devra varier suivant l'état général, la constitution, la tolérance de chacun; elle pourra n'être que de 4 ou 5 verres et s'élever à 10, 15 et même 20 verres par jour.

Les sources froides, celles surtout des Célestins, devront faire la base du traitement, et seront préférées à toutes autres, même aux ferrugineuses ; ces dernières cependant, c'est-à-dire le Puits-Lardy et la source des Dames, seront dans certains cas employées avec succès, et viendront singulièrement en aide à l'action bienfaisante de l'eau des Célestins. On pourra varier, du reste, à l'infini l'emploi des eaux administrées extérieurement, et les appliquer en même temps ou alternativement aussi bien en bains qu'en douches diverses, sur tout le corps ou seulement sur la région hépatique ou spinale.

Il serait à souhaiter qu'on pût aussi les administrer en vapeurs ; ces bains de vapeurs minérales n'agissant pas du tout, comme le croit le vulgaire ou même certains chimistes arriérés, à la manière des vapeurs d'eau ordinaire, auraient une action des plus énergiques sur le traitement thermal des diabétiques et celui d'autres et nombreuses affections morbides.

Malheureusement, un établissement thermal aussi important que celui de Vichy, le premier de France incontestablement, en est encore à laisser désirer une amélioration aussi essentielle, une médication indispensable qui devrait être courante, et se rencontre habituellement à la disposition du médecin dans une multitude de petits établissements thermaux et dans la dernière des bourgades en certains pays du nord de l'Europe.

Je ferai même observation pour les bains sulfureux, dont l'administration est presque impossible, tout au moins fort difficile à nos eaux, et qui dans une multitude de cas devraient pouvoir de droit être alternés ou combinés avec le traitement de Vichy.

Il y a plus qu'un intérêt de curiosité à savoir que c'est en agissant sur le foie et non sur les intestins que les eaux de Vichy améliorent l'état des diabétiques ; en effet, l'emploi de ces eaux n'est pas le même selon que l'on veut agir sur l'intestin ou sur le foie.

Les changements que l'ancienne croyance à une altération primitive de la digestion conduisait à apporter au régime des malades, avaient en outre l'inconvénient de modifier en mal l'action des eaux alcalines sur le foie, qui est l'organe qu'il s'agit essentiellement de modifier. On fatiguait l'estomac des malades en les nourrissant exclusivement de matières azotées, en les privant d'aliments habituels, en changeant leur régime d'une façon trop prononcée, de telle sorte que, si d'une part on obtenait temporairement moins de sucre dans les urines, la faculté productrice n'en existait pas moins au même degré, et que, si on revenait à une alimentation un peu différente, moins sévère, le sucre reparaissait tout comme auparavant; et cela avait lieu ainsi, parce qu'en réalité on n'avait pas modifié le foie; en revanche, on avait fatigué l'intestin, affaibli le malade par un régime inutile, sévère, ennuyeux, intolérable, et par contre difficile à suivre.

Il est bien vrai que les fécules ingérées passant plus facilement que d'autres corps à l'état de sucre dans l'intestin, et de matière glycogénique dans le foie, paraissent agir sur cet organe en excitant son impressionnabilité, l'incitent à fabriquer des quantités de sucre qui ne se trouvent point en rapport avec la quantité de fécule ingérée, et passent ensuite dans l'urine; mais ce n'est pas à mon avis une raison suffisante pour proscrire les féculents d'une façon absolue.

Car il n'en est heureusement pas de cette nature d'aliments comme de certains corps, l'ammoniaque, l'éther, qui, introduits dans la circulation, et surtout injectés dans la veine porte, rendent immédiatement le sujet diabétique par simple irritation locale ou influence nerveuse.

Mais on comprendra facilement que certains corps irritants au premier chef comme l'alcool, le café, le vinaigre, les liqueurs, non indispensables à la variation de l'alimentation, soient prohibés d'une façon absolue ; car par l'irritation qu'ils apportent au foie, ils agissent à la façon du galvanisme, irritent outre mesure sa susceptibilité, et, excitant son action glycogénique, augmentent notablement le diabète.

Il ne faudrait pas non plus se faire illusion et s'imaginer que par le travail de la simple digestion, les matières féculentes ou amylacées se transforment en une quantité correspondante de sucre dans l'intestin ; ce serait une profonde erreur, car une très-minime partie seulement subit cette transformation absolue ; le reste passe immédiatement dans le foie, qui l'organise à l'état de matière glycogénique.

Pour terminer ici et résumer en quelques mots ce qui concerne l'alimentation, je dirai qu'on peut, avec avantage, donner des végétaux, des féculents, des gommes, dans de certaines limites bien entendu, en vue de la variation nécessaire de l'alimentation, et malgré que ces substances se transforment facilement en sucre ou en substance glycogénique ; parce que, tant que l'alimentation n'est pas trop végétale, l'augmentation de la quantité de sucre produite alors a des inconvénients moindres au fond que le trouble qui résulte, pour la digestion en particulier et la nutrition en général, de la suppression absolue des féculents, du changement trop complet du régime habituel, de la substitution d'un régime à un autre, surtout quand il est opéré brusquement, et qu'il s'agit pour le malade de se soumettre à une diététique scrupuleuse, aussi intolérable que difficile à suivre.

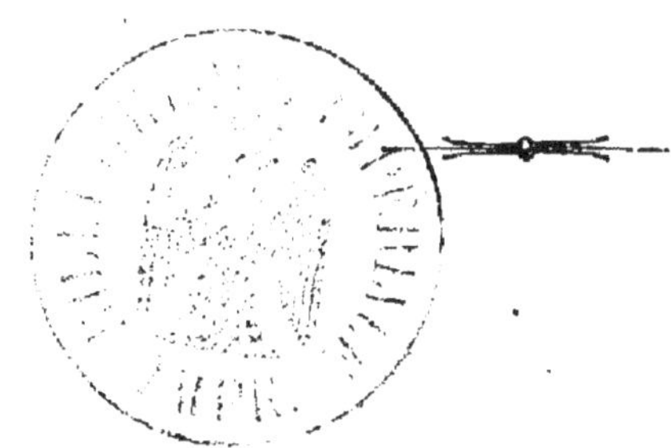

FIN.

Clermont-Ferrand, typ. de Paul Hubler, rue Barbançon, 2.

TABLE DES MATIÈRES.

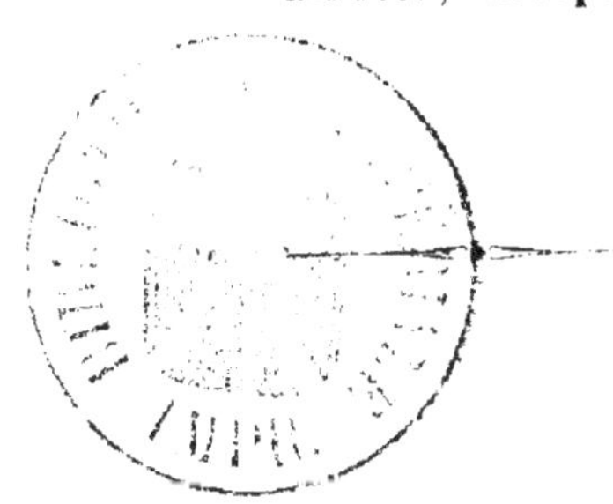